D1619234

Das kieferorthopädische Risikokind

Das kieferorthopädische Risikokind

Gebissentwicklung und Funktionsstörungen – KFO-Prävention und Frühbehandlung

Rosemarie Grabowski
Rolf Hinz
Franka Stahl de Castrillon
unter Mitarbeit von Ann Dieckmann

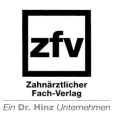

zfv
Zahnärztlicher Fach-Verlag
Ein Dr. Hinz Unternehmen

Lektorat: Christiane Fork, Herne
Layout/Satz: Walter Beucher, Berlin
Druck: Rehms Druck, Borken

© Zahnärztlicher Fach-Verlag (zfv), Herne 2009

Bestell-Nr. 63501 · ISBN 978-3-941169-02-9

Vorwort 9

1.-   Gebissentwicklung 13
1.-1.   Einleitung und Zielstellung 14
1.-2.   Die pränatale Phase 15
1.-3.   Das Neugeborene, der zahnlose Säuglingskiefer – Die erste Dentition 15
1.-3.1. Die funktionelle Entwicklung 15
1.-3.2. Die morphologischen Strukturen 18
1.-3.3. Die Entwicklung des Milchgebisses 21
1.-4.   Die Nutzperiode des Milchgebisses 23
1.-5.   Der Zahnwechsel 24
1.-5.1. Die erste Phase des Zahnwechsels 24
1.-5.1.1. Die posteriore Durchbruchszone 24
1.-5.1.2. Der Schneidezahnwechsel 25
1.-5.2. Die zweite Phase des Zahnwechsels 27
1.-6.   Das junge bleibende Gebiss 28
1.-7   Sprach- und Sprechentwicklung 31

2.-   Funktionsstörungen 35
2.-1.   Die statischen oder passiven Funktionsstörungen 36
2.-1.1. Definition, Ätiologie und Genese 37
2.-1.2. Diagnostik statischer Funktionsstörungen 38
2.-1.3. Das adenoide Kind 40
2.-1.4. Schlafstörungen im Kindesalter 43
2.-2.   Die dynamischen Funktionsstörungen 62
2.-2.1. Lutschanomalien und funktioneller Status 62
2.-2.1.2. Die Distallage und das Lutschen 68
2.-2.2. Das viszerale Schlucken 70
2.-2.3. Artikulations- und Phonationsstörungen 73

3.-   Gebissentwicklung und funktioneller Status im Milch- und frühen
         Wechselgebiss 79
3.-1.   Die Häufigkeiten von Gebissanomalien im Milch- und frühen Wechselgebiss 80
3.-2.   Die Häufigkeiten von orofazialen Dysfunktionen
         im Milch- und frühen Wechselgebiss 83
3.-3.   Zusammenhang von orofazialen Dysfunktionen und Gebissanomalien –
         – Das kieferorthopädische Risikokind 86

4.-   Die kieferorthopädische Prävention und interzeptive Behandlung 91
4.-1.   Frühzeitiges Abgewöhnen von Lutschgewohnheiten 96
4.-2.   Die individuelle Mundvorhofplatte 98
4.-3.   Die genormte Mundvorhofplatte 99
4.-4.   Der Position-Trainer 102

5.-   **Die kieferorthopädische Frühbehandlung bei Kindern mit Funktionsstörungen** . . 115

5.-1.   Die vergrößerte sagittale Schneidekantenstufe 116

5.-2.   Die progene Entwicklung 126

5.-3.   Der Kreuzbiss 137

5.-4.   Der offene Biss 142

5.-5.   Zusammenfassung 145

6.-   **Technische Aspekte von Frühbehandlungsgeräten** 147

6.-1.   Philosophie und Technik der Funktionskieferorthopädie
             nach Fränkel aus klinischer Sicht 148

6.-2.   Intraorale funktionskieferorthopädische Geräte im Milchgebiss 157

6.-3.   Anforderungen an aktiv-mechanische Geräte 157

7.-   **Resümee** 161

             Literaturverzeichnis 165

             Autorenverzeichnis 173

Vorwort

Das „Kieferorthopädische Risikokind" frühzeitig zu erkennen und einer kausalen Behandlung zuzuführen, ist eine interdisziplinäre Aufgabe.

Deshalb wendet sich das vorliegende Werk nicht nur an Kieferorthopäden und Zahnärzte, sondern an alle, die Kinder untersuchen und behandeln: Kinderärzte, Kinderpsychologen, Kinderneurologen, Kindersomnologen, Pädaudiologen, HNO-Ärzte, Jugendärzte und Jugendzahnärzte des öffentlichen Dienstes und – nicht zu vergessen – an Logopäden.

Der Titel des Buches mag insbesondere Kieferorthopäden auf den ersten Blick irritieren. Er wurde von den Autoren gezielt gewählt. Wenn es um das Thema Frühbehandlung geht, wurden bisher konfektionierte und individuell hergestellte Apparaturen vorgestellt, mit denen es möglich ist, auf definierte Anomaliesymptome im Milch- oder frühen Wechselgebiss Einfluss zu nehmen. Darin unterscheidet sich die Frühbehandlung nicht von der Behandlung unterschiedlicher Abweichungen der Okklusion am Ende von Gebissentwicklung und Wachstum mit biomechanischen Mitteln, d. h. mit fest sitzenden Geräten. Solche Ergebnisse sind trotz perfekter Technik und orthodontischer Kompetenz bezüglich ihrer Dauerhaftigkeit in vielen Fällen dennoch problematisch. Die Ursachen liegen im funktionellen Status des nunmehr bereits sich im jugendlichen Alter befindlichen Patienten. Die Autoren der vorliegenden Monographie gehen einen anderen Weg. Sie machen den Leser auf die ursächlichen Faktoren der Entstehung von solchen Anomalien aufmerksam, die eng mit der Pathologie des funktionellen Status des Kindes im Zusammen-

hang stehen. Während in Aus-, Fort- und Weiterbildung die Beschreibung der Fehlfunktionen nach unterschiedlichen Einteilungsprinzipien erfolgt, wird im Folgenden die Bewertung der regelrechten Gebissentwicklung eng mit der Entwicklung des funktionellen Verhaltens besprochen. Sie soll das spezifische Verständnis für sich anbahnende und etablierte funktionelle Fehlleistungen fördern. Fehlfunktionen werden bewusst in statische und dynamische getrennt, auch wenn sie häufig in Kombination vorkommen. Erst aus diesem Verständnis heraus werden die entstehenden Abweichungen der Gebissentwicklung dargestellt.

Praktische Hinweise durch gezielte anamnestische Erhebungen und klinische Untersuchungen sollen den Blick für die Zusammenhänge von funktioneller Fehlleistung und Gebissfehlentwicklung, d. h. deren Frühsymptome, schärfen. Nur dann ist Prävention möglich.

Ein Kapitel widmet sich dem wissenschaftlichen Nachweis dieser Zusammenhänge in einer groß angelegten Studie. Die Erfordernisse kieferorthopädischer Prävention und Frühbehandlung dürfen sich nicht an kieferorthopädischen Extrembefunden orientieren. Es gilt vielmehr, die Prognose sich anbahnender Fehlentwicklungen richtig einzuschätzen.

Bezüglich der Frühbehandlung geht es den Autoren weniger um die Wertung vieler bekannter Behandlungsmittel. Vielmehr weisen die Patientenbeispiele auf die z. T. schwierigen und umfangreichen, aber Weichen stellenden Frühbehandlungsmaßnahmen hin. Auch wenn die

technische Konstruktion von Frühbehandlungsgeräten für das Milch- und frühe Wechselgebiss
wie z. B. der Funktionsregler nach Fränkel einge-
hend beschrieben wird, ist Frühbehandlung eine
kieferorthopädisch-medizinische Aufgabe, bei
der es nicht primär darum geht, in kurzer Zeit eine regelrechte Gebisssituation zu schaffen, sondern die Ursachen, die zur Fehlentwicklung wesentlich beitragen, zu erkennen und auszuschalten oder zu vermindern. Nur dann kann Frühbehandlung einen nachhaltigen Effekt haben.

Die Sprach- und Sprechentwicklung wird aus lo-
gopädischer Sicht systematisch dargelegt und auf
Artikulationsstörungen im Zusammenhang mit
Zahnfehlstellungen hingewiesen. Das Kind mit
Adenoiden wird unter dem Aspekt interdisziplinären Handelns besprochen. Auch hierzu liegen
den Autoren eigene Studienergebnisse vor. Ein
völlig neuer medizinisch geprägter Aspekt verstärkt die Notwendigkeit der kieferorthopädischen Prävention und Frühbehandlung: die Kin-
derschlafmedizin.

Die Prävalenz von Schlafstörungen im Kindes-
und Jugendalter wird häufig unterschätzt, sowie
die Auswirkungen auf die Entwicklung und
Leistungsfähigkeit der Kinder nicht erkannt. Dies
führt dazu, dass die notwendige Diagnostik und
Therapie unterbleibt, zu spät erfolgt oder vielfach
nicht befundadäquat durchgeführt wird.

Für die organisch bedingten Einengungen der
oberen Atemwege, die zu schlafbezogenen Atmungsstörungen führen, sind nicht nur hyperplastische Tonsillen und Adenoide verantwortlich, sondern orofaziale, meist statische Funktionsstörungen, die Zahnfehlstellungen und Biss-
lageanomalien ebenso nach sich ziehen wie die
Entwicklung von Adenoiden.

Basiert die Erwachsenenbehandlung der Schlafstörungen auf einer symptomatischen Therapie,
gilt es, im Kindesalter deren Ursachen zu erkennen und auszuschalten. Primäre und sekundäre
Prävention durch Früherkennung und Behandlung von Kieferanomalien mit orofazialen Dysfunktionen bedeutet, gleichzeitig auf schlafbezogene Atmungsstörungen wie das Schnarchen
und die Schlafapnoe einzuwirken.

Wenn mit der vergrößerten sagittalen Frontzahnstufe, der progenen Entwicklungstendenz, dem
Kreuzbiss und dem offenen Biss vier Okklusionsanomalien im Mittelpunkt der kieferorthopädischen Prävention und Therapie stehen, bedeutet
dies Konzentration auf solche Anomalien, deren
Ursachen in vielschichtigen Funktionsstörungen
liegen.

Das heißt, dass Kinder mit solchen kieferorthopädischen Anomalien und definierten orofazialen Funktionsstörungen eine Gebissentwicklung
vor sich haben, die in hohem Maße risikobehaf-
tet ist. Nach der WHO-Definition soll durch eine
frühe Behandlung das Fortschreiten eines Krank-
heitsfrühstadiums verhindert werden. Kieferorthopädische Anomalien sind kein Schönheits-
fehler. Sie stehen in engem Zusammenhang mit
vielschichtigen Folgekrankheiten.

Zweifellos ist dies nur unter dem eingangs er-
wähnten interdisziplinären Ansatz möglich.

Während die Kariesprävention durch schlüssige
Konzepte im Praxisalltag erreicht wird, gibt es
diese realisierbaren Handlungsgrundlagen für die
kieferorthopädische Prävention nicht. Die vorliegende Schrift macht sich daher zur Aufgabe,
Risikofaktoren für die Gebissentwicklung zu definieren und gleichzeitig Frühsymptome erkennbar darzustellen.

Im Rahmen der kieferorthopädischen Prävention und Frühbehandlung geht es nicht um ein Laborieren an Symptomen, sondern um die Minderung oder Beseitigung der Ursachen der Fehlentwicklung.

Diesem medizinischen Aspekt Rechnung zu tragen und zahnmedizinisches Wirken und kieferorthopädisches Handeln unter diesen Blickwinkel zu stellen, heißt, der Risikoentwicklung des Kindes entgegenzuwirken.

Rostock/Herne, März 2009
Prof. Dr. Rosemarie Grabowski · Prof. Dr. Rolf Hinz

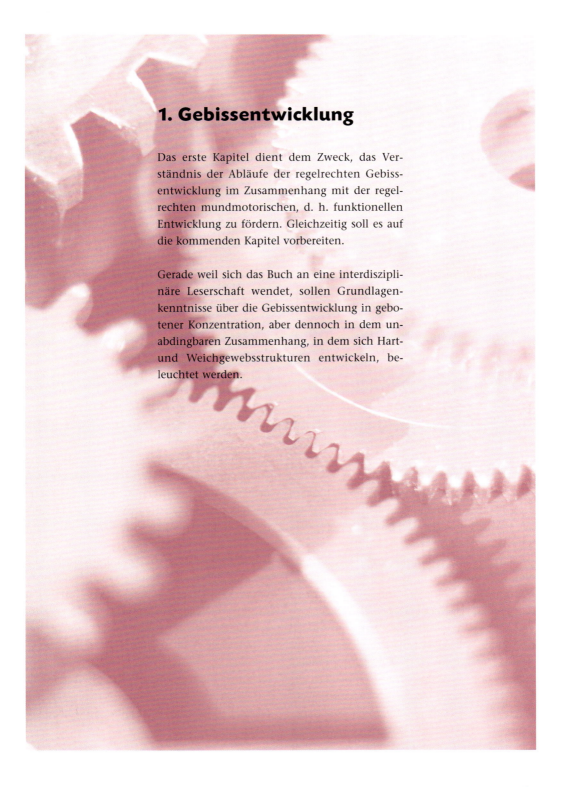

1. Gebissentwicklung

Das erste Kapitel dient dem Zweck, das Verständnis der Abläufe der regelrechten Gebissentwicklung im Zusammenhang mit der regelrechten mundmotorischen, d. h. funktionellen Entwicklung zu fördern. Gleichzeitig soll es auf die kommenden Kapitel vorbereiten.

Gerade weil sich das Buch an eine interdisziplinäre Leserschaft wendet, sollen Grundlagenkenntnisse über die Gebissentwicklung in gebotener Konzentration, aber dennoch in dem unabdingbaren Zusammenhang, in dem sich Hart- und Weichgewebsstrukturen entwickeln, beleuchtet werden.

1. Gebissentwicklung

Rosemarie Grabowski

⊃ 1.-1. Einleitung und Zielstellung

Zahnentwicklung und Zahndurchbruch sind im Zusammenhang mit den Veränderungen des Gesichtsschädels von der Pränatalzeit bis zum Ende des Zahnwechsels Inhalt zahnmedizinischer Ausbildung. Alle Abhandlungen über die Gebissentwicklung und das Gesichtsschädelwachstum beschreiben diese anhand der Hartgewebsstrukturen.

Der Einfluss der Weichgewebsstrukturen, in der Pränatalzeit noch nicht von der Gesamtentwicklung im Gesichtsbereich zu trennen, erhält erst mit ihrem belastenden Einfluss als Dysfunktion klinisches Interesse.

Bereits Angle (1907) bemerkte, dass die Stabilität einer orthodontischen Korrektur von dem harmonisierenden Einfluss der die Zahnreihen umgebenden Weichgewebe abhängig ist.

Moss prägte bereits 1955 den Begriff der funktionellen Matrix und sah alle Wachstumsvorgänge des Gesichtsschädels ausschließlich unter dem induktiven Einfluss der Funktion. Die erst postnatal beginnende remodellierende Formentwicklung und Größenzunahme sind heute unumstritten (Enlow et al. 1971). Van Linborgh (1972) führte den Begriff der epigenetischen Steuerung ein. Seit wir mit dem hypothetischen Modell des „multifaktoriellen genetischen Systems mit additiver Polygenie und Schwellenwerteffekt" (Schulze 1979) arbeiten, ist bekannt, dass die Entstehung unserer definierten kieferorthopädischen Anomalien einerseits durch den Genotypus bestimmt wird, der seinerseits durch so genannte äußere Faktoren beeinflussbar ist. Diese

Veränderungen reflektiert der Phänotypus. Das Maß der Beeinflussbarkeit ist nicht beliebig. Diese „äußeren Faktoren" sind in ihrer Auswirkung davon abhängig, was der Genotypus zulässt. Das heißt mit einer Sprichwortweisheit, wenn zwei das Gleiche tun, ist es nicht dasselbe. Daraus leitet sich ab, dass kieferorthopädische Prävention und Frühbehandlung immer etwas sehr Individuelles sind. Die Durchschaubarkeit vielschichtiger gleichzeitig ablaufender Einflüsse ist schwierig.

Die Kontrolle und Steuerung von Wachstum und Gebissentwicklung erfordern deshalb ein hohes Maß an Sachkenntnis der vielschichtigen Bedingungen, unter denen sie in 15 bis 20 Jahren stattfinden. Kieferorthopädische Frühbehandlung kann sich nicht auf die Veränderung der Zahnstellung beschränken, sondern muss die individuelle Wachstumsprognose einschließen. Deshalb sind kieferorthopädische Prävention und Frühbehandlung immer zuerst abhängig von dem wissenden Fachmann, der die Risikofaktoren der Entwicklung erkennt. Erst dann kann ihnen erfolgreich begegnet werden.

Bereits 1988 stellten Müßig und Zschiesche fest, dass für behinderte Kinder mit mundmotorischen Störungen Therapiekonzepte erarbeitet wurden, die eine entwicklungs- und altersbezogene Bewertung der klinischen Befunde voraussetzen.

Dennoch sind spezielle neurophysiologische Entwicklungsvorgänge im oropharyngealen und orofazialen Raum im Praxisalltag weitgehend unbekannt.

Deshalb soll die hier besprochene Gebissentwicklung keine Neuauflage zahnmedizinischer Lehrbücher sein. Vielmehr bauen die Ausführungen auf ihnen auf. Anliegen ist es, die bekannten Entwicklungsabläufe des Gebisses in Kombination mit den mundmotorischen Aspekten zu sehen.

⤵ 1.-2. Die pränatale Phase

Gegen Ende der 4. Embryonalwoche beginnt mit der Ausbildung der Kiemenbögen die Entwicklung des Gaumens und des Unterkiefers, der Lippen und der Zunge, des Zungenbeins und des Kehldeckels.

Jedes Kiemenpaar wird von eigenen Hirnnerven versorgt. Während der in den folgenden 8 Wochen stattfindenden Bildung des Gesichtes, des Mundes und des pharyngealen Raumes kommt es gleichzeitig zu deren komplizierter Versorgung durch die Hirnnerven. Diese sind der N. trigeminus, der N. facialis, N. glossopharyngeus, der N. hypoglossus und die Vagusgruppe. Humphrey (1973) konnte bereits in der 8. Embryonalwoche durch einen perioral gesetzten Reiz eine Reflexreaktion auslösen. Bis zur 14. Woche gehen diese oralen Reflexantworten mit einer Vielzahl von Bewegungsreaktionen des Rumpfes und der Extremitäten einher. Das bedeutet, dass bereits ab der 8. Fetalwoche sich die Funktionsmuster der Mundbodenmuskulatur und der Muskulatur der ventralen Halsregion und der Zungenmuskeln entwickeln. In den folgenden 4 Wochen lassen sich durch Stimulation bereits Schluckvorgänge auslösen. Das heißt, bereits zu diesem Zeitpunkt bestehen neuronale Bewegungsmuster für den weichen Gaumen, den Rachen und den Kehlkopf bis zum oberen Teil der Oesophagusmuskulatur. Der Fötus ist in der Lage zu trinken. Ab der 29. Woche konnten Nilsson (1970) und Humphrey (1973) durch Stimulation Saugreaktionen auslösen und diese durch intrauterine Aufnahmen zweifelsfrei nachweisen.

Auch das Geschmacksempfinden entwickelt sich in dieser Zeit (12.–16. Woche). Bradley (1963) konnte bereits von der 7. Woche an sensorische Nervenendigungen in der Zunge nachweisen.

Seto (1973) wies histologisch nach, dass die Papillen der Zunge bereits am Ende des 6. Fetalmonats ihre Entwicklung abgeschlossen haben. Es erfolgt eine rasche Entwicklung der Geschmacksknospen, die ihren Höhepunkt kurz vor der Geburt erreicht hat.

Die sensorische Innervation der Lippen ist bis zur Geburt voll ausgebildet (Seto 1973). Müßig (1973) und Zschiesche (1988) charakterisieren die intrauterine Entwicklung des orofazialen Systems dahingehend, dass bereits frühzeitig sensorische und motorisch-reflektorische Funktionsfähigkeiten ausgebildet sind. „Mund- und paryngealer Raum des Neu-, ja sogar des Frühgeborenen sind motorisch und sensorisch weit entwickelte Bereiche, die für ihre lebenserhaltenden Funktionen bestens ausgestattet sind."

⤵ 1.-3. Das Neugeborene, der zahnlose Säuglingskiefer – Die erste Dentition

1.-3.1. Die funktionelle Entwicklung

Atmung und Nahrungsaufnahme sind imperative Leistungen des Überlebens nach der Geburt und als solche gelten sie als Reifezeichen des Neugeborenen.

Bosma (1973) erklärte diese Leistungen, die an die Stabilisierung der Kopf- und Nackenhaltung gebunden sind, durch leicht stimulierbare Neurorezeptoren im intraoralen und pharyngealen Raum. Deshalb bezeichnete er diesen Raum als ein Mundorgan, das der Wahrnehmung und damit der Lebenserhaltung dient. Er wies nach, dass die Zunge durch ihren Kontakt mit dem harten

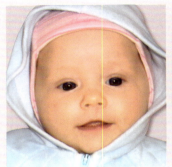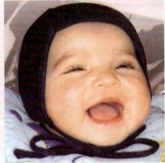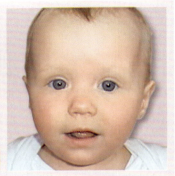

Abb. 1-1: *Kinder im Alter von 4 Monaten: Darstellung der frühkindlichen Funktionseinheit der Zunge. Die Zungenunterseite ruht auf dem zahnlosen unteren Alveolarfortsatz und hat in jeder Lage Kontakt mit der Unterlippe.*

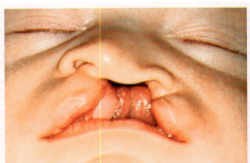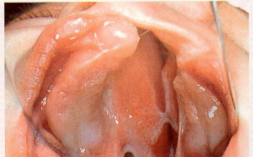

Abb. 1-2: *Kind mit linksseitiger totaler Lippen-Kiefer-Gaumenspalte Die Entwicklung neuromuskulärer Funktionsmuster wird durch lokale Faktoren beeinflusst.*

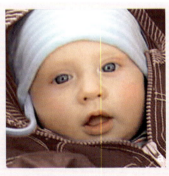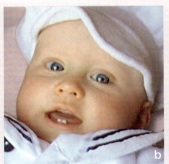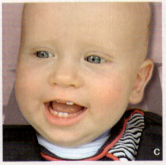

Abb. 1-3: *Junge im Alter von 4,5 und 7 Monaten*
a: Der Kontakt der Zunge zur Unterlippe besteht noch. **b:** *Die 1. Schneidezähne im Unterkiefer brechen durch und schieben sich trennend zwischen Zunge und Unterlippe.* **c:** *stabile Situation bei weiterem Schneidezahndurchbruch*

und weichen Gaumen den Mundraum vom pharyngealen Raum abschließt. Die Zungenspitze steht dabei in Kontakt zur Unterlippe. Die Zungenunterseite liegt auf dem Alveolarwall des Unterkiefers. Der Mund kann dabei leicht geöffnet sein. Diese reflektorischen Steuermechanismen werden deshalb als frühkindliche Funktionseinheit der Zunge mit der Unterlippe und dem Unterkiefer bezeichnet *(Abb. 1-1)*.

Auch bei der Nahrungsaufnahme bleibt dieser Kontakt erhalten. Der pharyngeale Raum wird, von kurzen Schluckakten unterbrochen, auf diese Weise immer offen gehalten, unabhängig von der Lage des Neugeborenen. Bis zum Beginn der 1. Dentition bleibt diese Funktionseinheit bestehen. Der Wahrnehmungsfähigkeit wird durch Bosma (1973) das Primat eingeräumt. Eine motorische Reizreaktion erfolgt erst, nachdem die sensorischen Reize an das ZNS geleitet worden sind.

Wenn auch die Entwicklung der neuromuskulären Funktionsmuster in erster Linie von der Reifung des ZNS abhängig ist, wirken sich doch lokale Einflüsse der Umgebung stimulierend oder retardierend aus. Dies kann z. B. bei einer breiten Lippen-Kiefer-Gaumenspalte der Fall sein *(Abb. 1-2)*.

In dem engen enoralen Raum füllt die Zunge diesen in den ersten Lebensmonaten weitgehend aus. Die Bewegungsmuster von Zunge und Unterkiefer dienen einzig der Nahrungsaufnahme flüssiger Kost mit vor allem sagittalen Bewegungen.

Die weitere Entwicklung führt sehr bald vor allem durch die Entwicklung der Zahnkeime zu einer erheblichen Größenzunahme im intraoralen Raum. Mit dem Durchbruch der Schneidezähne im Unterkiefer *(Abb. 1-3)* schieben diese sich trennend zwischen Zunge und Unterlippe. Die frühkindliche Funktionseinheit geht verloren.

Die Zungenspitze orientiert sich in ihrer Ruheposition nun nach oben in Gegend der Papilla incisiva. Den wachstumsbedingt gewonnenen Raum kann die Zunge jetzt für ihre eigenständigen Bewegungsabläufe nutzen. Auch der Unterkiefer ist jetzt erst in der Lage, seine feinmotorische Eigenbewegung zu entwickeln.

Das Erlernen neuer Zungen- und Unterkieferbewegungen zu diesem frühen Zeitpunkt ist notwendig, um auf den Transport nicht mehr flüssiger Kost vorbereitet zu sein.

Die Bewegungsabläufe der Zunge und des Unterkiefers unterscheiden sich grundsätzlich in Abhängigkeit von der Nahrungsaufnahme.

Beim Saugen handelt es sich vorwiegend um vertikale Bewegungen in der Median-Sagittalebene. Das Kauen erfordert dagegen die Realisierung dreidimensionaler Bewegungsabläufe, das sind

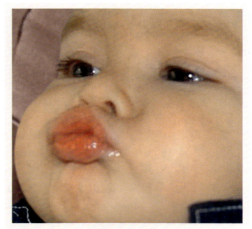

Abb. 1-4: *7 Monate alter Säugling*
Der M. orbicularis oris erhält erst nach
Auflösung der frühkindlichen Funktionseinheit
der Zunge mit der Unterlippe seine Ringmuskel-
funktion. Zwischen Lippen-, Kinn- und
Wangenmuskeln bestehen enge funktionelle
Beziehungen.

rotatorische, von der Medianebene beidseits nach lateral wegführende rhythmische Bewegungen (Müßig 1990).

Auch der M. orbicularis oris kann erst mit dem Auflösen der frühkindlichen Funktionseinheit der Zunge mit Unterlippe und Unterkiefer seine Ringmuskelfunktion entfalten *(Abb. 1-4)*.

Der Durchbruch der Milchzähne ermöglicht dem Säugling und Kleinkind durch afferente Fasern der Pulpa und des Periodonts über das ZNS eine Vielzahl neuer Erfahrungen. Bosma (1973) und Fränkel (2001) sprechen deshalb auch von einer sensorischen Funktion der Milchzähne. Das Knirschen ist deshalb in dieser Zeit (von extremen Ausnahmen abgesehen) eine physiologische Funktion im Gegensatz zu den Parafunktionen im Erwachsenenalter.

Dieser allgemeinen Auffassung stehen die Erkenntnisse neuerer Untersuchungen zum Bruxismus gegenüber: Hirsch (2007) geht davon aus, dass in der Phase der Gebissentwicklung der Kinder und Jugendlichen der Entwicklungsprozess zu Craniomandibulären Dysfunktionen (CMD) eine zentrale Rolle zu spielen scheint, obgleich die tatsächlichen Zusammenhänge nach wie vor ungeklärt sind. In der praktischen Umsetzung der Ergebnisse scheint CMD-Prävention auf der Basis der Bruxismustherapie bereits im Kindesalter sinnvoll zu sein, um die Manifestation von CMD sowohl im Jugendalter als auch später im Erwachsenenalter zu vermeiden (Sehrer 2006, dazu s. auch Kapitel 4).

In der Schlafmedizin wird der Bruxismus international den „Parafunktionen" zugewiesen, die zu Schlafstörungen führen (DGSM-Leitlinie N 2, dazu s. auch Kapitel 2.1.4).

Die mundmotorische Entwicklung bis zur 1. Dentition lässt sich zusammenfassen:
• Bei Geburt sind die Haltefunktionen der Zungen- und Gaumenmuskulatur für den hinteren Mundraumabschluss voll ausgereift. Atmen und Trinken sind dadurch möglich.
• Im Lippenbereich beginnt die Ausbildung posturaler Funktionsmuster relativ spät und bedarf eines lang dauernden Lernprozesses. Dieser ist notwendig wegen der sich wandelnden Ansprüche z. B. bei der Nahrungsaufnahme und beim Spracherwerb.

Zwischen der Lippenmuskulatur und allen anderen Gesichtsmuskeln bestehen sehr enge strukturelle Beziehungen – besonders mit dem M. mentalis und den Mm. buccinatorii *(Abb. 1-5)*.

Wegen des lang dauernden Lernprozesses spricht Zschiesche (1989) von der „kritischen Phase des Lernens". Störungen der mundmotorischen Entwicklung lösen umfangreiche mundmotorische Probleme aus und sind vergleichbar mit der Kettenreaktion eines umkippenden Dominosteines.

1.-3.2. Die morphologischen Strukturen

Zur Zeit der Geburt hat der Säuglingskiefer eine Reihe von anatomischen Besonderheiten, die für die Nahrungsaufnahme beim Stillen bestens geeignet sind *(Abb. 1-6)*.

Der außen liegende Teil des Oberkieferbogens stellt den Alveolarwall dar. Er wird gaumenseitig durch die innere Alveolarfurche vom Tectalwall oder Dachwall getrennt und enthält im anterioren Bereich die kräftig ausgebildeten Gaumenfalten, die Plicae transversae.

Im frontalen Abschnitt des Oberkiefers bilden Alveolar- und Tectalwall das sagittal breitflächige inzisale Plateau, die Schneidenplatte. In der Mitte teilt die Papilla incisiva den Alveolar- und

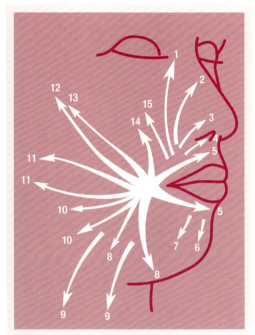

Abb. 1-5: *Schematische Darstellung der anato-
misch-topografischen Beziehungen von Lippen-,
Kinn- und Wangenmuskulatur*

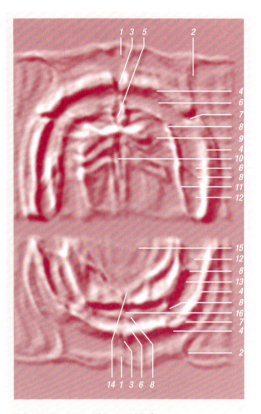

Abb. 1-6: *Neugeborenenkiefer*
*1 Lippe; 2 Wange; 3 Lippenbändchen;
4 äußere Umschlagfalte (äußere Alveolarfurche); 5 Papilla incisiva; 6 Zahnfachwulst
(Alveolarwall); 7 Wangenbändchen; 8 Zahn-
furche (innere Alveolarfurche); 9 Dachwulst;
(Tektalwulst) mit den queren Gaumenfalten;
10 Gaumenhöhlung mit Raphe; 11 transitori-
sche Gaumenfalte; 12 Pseudoalveolarwall;
13 innere Umschlagfalte; 14 Zungenbändchen;
15 Zungenmuskeln, durchschnitten; 16 Lingu-
alwulst*

Tectalwall. Sie ist als Frenulum tectolabiale mit
dem Lippenbändchen verbunden. Zusammen
mit der Membrana gingivalis (Robin-Magitot-
Falte) dient sie der Abdichtung an der Brust-
warze. Sie verläuft entlang den oberen und unteren Schneidekanten und stellt ein gefäßreiches
Schleimhautfältchen dar. Auch die Saugpolster
von Ober- und Unterlippe dienen der innigen
Verbindung zur Mutterbrust.

Bei Kieferschluss liegen die zahnlosen Kieferkämme seitlich flächig aufeinander. Unterkieferbewegungen sind im Sinne einer „Schlittenartikulation" möglich.

Im frontalen Abschnitt ist die sagittale Lagebeziehung durch eine unterschiedlich groß ausgeprägte Neugeborenenrücklage gekennzeichnet
(4 – 10 mm).

A.M. Schwarz (1958) hat sich in seinem Lehrgang
der Gebissregelung ausführlich mit der Physio-
logie des Wachstums von Ober- und Unterkiefer
von der Geburt bis zur 1. Dentition befasst.

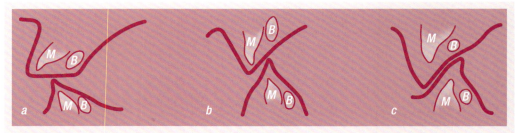

Abb. 1-7: *Flacher (a) und steiler Stufenbiss bei Geburt (b, c)*

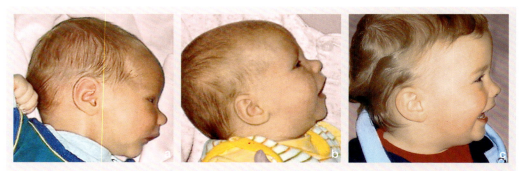

Abb. 1-8: *Entwicklung aus der Neugeborenenrücklage*
a: 2 Wochen, b: 3 Monate, c: 1,5 Jahre alter Junge

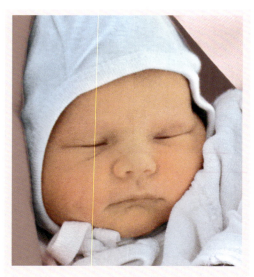

Abb. 1-9: *Neugeborenes mit ausgeprägter Neugeborenenrücklage, sichtbar an der zurückliegenden, eingezogenen Unterlippe*

Das sagittal ausgedehnte inzisale Plateau ermöglicht der Schneidekante des Unterkiefers noch bei ausgeprägter Rücklage den Kontakt zum Oberkiefer *(Abb. 1-8)*.

Die Ausprägung der Neugeborenenrücklage hat keinen prognostischen Wert für die spätere Bisslage.

Das Ausmaß der Rücklage ist nicht nur durch das zurückliegende Kinn des Neugeborenen gekennzeichnet. Bei extrem großer Rücklage ist die Unterlippe stark eingezogen und wirkt schmal bis verstrichen *(Abb. 1-9)*. A.M. Schwarz (1958) macht vor allem die Steilheit der Schneidenplatte des Oberkiefers für das mangelhafte Überwinden der Rücklage und die Entstehung einer Tiefbisssituation verantwortlich. Diese morphologischen Besonderheiten müssen als genotypisch gewertet werden.

1.-3.3. Die Entwicklung des Milchgebisses

Die Natur räumt dem Aufholen der Neugeborenenrücklage für die Festlegung der Bisslage nur einen begrenzten zeitlichen Rahmen ein. Beim Durchbruch der Schneidezähne ist eine noch vorhandene sagittale Stufe noch regelrecht *(Abb. 1-10)*. Die im Seitenzahngebiet in Okklusion nach wie vor noch flächig aufeinander liegenden zahnlosen Alveolarwälle ermöglichen durch die „Schlittenartikulation" das Vorgleiten des Unterkiefers am Oberkiefer auch noch in den folgenden Monaten.

Mit dem Durchbruch des 1. Milchmolaren findet die okklusäre Verschlüsselung statt (12.-15. Lebensmonat). Das bedeutet, dass in der 1. Hälfte des 2. Lebensjahres die Verzahnung festgelegt ist. Bereits jetzt steht fest, ob eine neutrale oder distale Okklusion vorliegt *(Abb. 1-10)*. Aktuelle Studien über die Lage der Zunge im Wechselgebissalter bei Klasse I, II und III haben signifikante Differenzen ihres Abstandes zum Velum im Fernröntgenseitenbild ergeben (Bernhardt, Stahl, Grabowski 2008).

Danach liegt die Zunge bei Klasse II signifikant weiter distal als bei Klasse I Beziehung. Probanden mit Klasse III haben die signifikant anteriorste Zungenlage.

Das bedeutet, dass das Aufholen der Neugeborenenrücklage durch das Unterkieferwachstum auch funktionell geprägt ist. In umfangreichen Untersuchungen (Grabowski et al. 2007a, Stahl et al. 2007, Grabowski et al. 2007b) konnte die von Heckmann et al. (1969) gemachte Beobachtung der Unumkehrbarkeit der nach dem Durchbruch der 1. Milchmolaren vorhandenen distalen Verschlüsselung der Zahnreihen gestützt werden. Das bedeutet, dass die Okklusionsbeziehung, die Bisslage nach Angle, ein anlagebedingtes Problem ist und nicht durch äußere Einflüsse wie Habits ausgelöst werden kann. Das stellt den verändernden und verstärkenden Einfluss exogener Faktoren auf den Genotypus nicht infrage. Für die Bewertung von Risikofaktoren für die Gebissentwicklung ist diese Erkenntnis von grundsätzlicher Bedeutung.

Für die okklusale Verschlüsselung beschreibt Dausch-Neumann (1980, 1983, 1987) natürliche Sicherungsmechanismen, die durch die Form und Lage der 1. Milchmolaren als Kegel-Trichter-Mechanismus definiert werden *(Abb. 1-11)*.

Gleichzeitig mit der okklusären Verschlüsselung erfährt der intraorale Raum durch die Vergrößerung der vertikalen Dimension einen erheblichen Zuwachs. Dies wird als 1. physiologische Bisshebung bezeichnet.

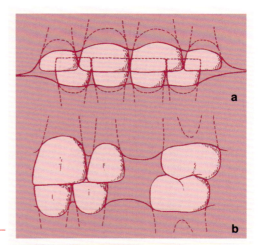

Abb. 1-10:
oben: Durchbruch der Milchschneidezähne, die zahnlosen Kieferkämme haben noch flächigen Kontakt
unten: erste physiologische Bisshebung bei Durchbruch der 1. Milchmolaren, die Okkklusion ist verschlüsselt und damit die Bisslage festgelegt

Kegel-Trichter Mechanismus

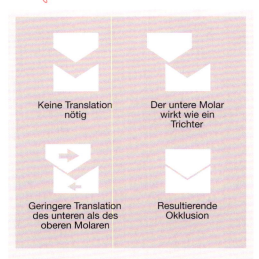

Keine Translation nötig

Der untere Molar wirkt wie ein Trichter

Geringere Translation des unteren als des oberen Molaren

Resultierende Okklusion

Abb. 1-11: *Schematische Darstellung des Kegel-Trichter-Mechanismus zur Gewährleistung einer optimalen Verschlüsselung*

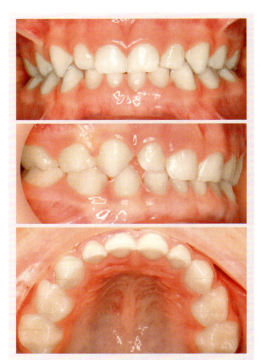

Abb. 1-12: *junges fertiges, regelrechtes Milchgebiss im Alter von 3 Jahren Okklusion von vorn und seitlich Oberkieferbogen als Halbkreis*

Der Gewinn an intraoralem Volumen geschieht kontinuierlich vor allem nach dem Durchbruch der Schneidezähne durch den Beginn des Wurzelwachstums der Zähne im Seitenzahngebiet. Auf die Auswirkungen für die mundmotorische Entwicklung wurde bereits eingegangen.

Aus kieferorthopädischer Sicht ist das Kind jetzt in der Lage, feste Nahrung zu sich zu nehmen. Es ist kein Säugling mehr!

Die Natur hat Voraussetzungen für die Gebissentwicklung geschaffen, die das Festhalten an bisherigen Trink- und Lutschgewohnheiten als nicht mehr erforderlich kennzeichnen. Vielmehr müssen diese von nun an in die Kategorie der Ausübung von Habits eingeordnet werden.

Sergel (1985) definiert den Begriff „Habit" unter verhaltenstheoretischen Aspekten. Die von ihm beschriebenen stereotyp sich wiederholenden einfachen Bewegungsabläufe beim Ausüben von Lutschgewohnheiten stellen die Entwicklung

von adäquaten Funktionsmustern der peri- und enoralen Muskulatur infrage.

Mit 2 bis 3 Jahren ist das Milchgebiss vollständig entwickelt. Es wird als das junge fertige Milchgebiss bezeichnet.

Charakteristik des regelrechten Milchgebisses *(Abb. 1-12, 1-13)*:

Einzelkieferbefund:
- Halbkreisform des Oberkiefers
- Halbkreisform mit anteriorer Abflachung im Unterkiefer
- Lückige oder lückenlose Stellung der Schneidezähne

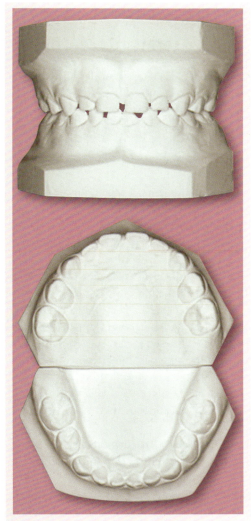

Abb. 1-13: *Regelrechtes lückig angelegtes Milchgebiss: Modell in Okklusion und in Aufsicht im Alter von 4 Jahren, kleine Primatenlücken im Ober- und Unterkiefer.*

- Affen- oder Primatenlücken (nicht obligat), im Oberkiefer zwischen seitlichem Schneidezahn und Eckzahn; im Unterkiefer zwischen Milcheckzahn und 1. Milchmolaren
- Spitze Höcker der Milchmolaren und spitze Eckzähne

Okklusionsbefund:

Sagittal: Schneidezahngebiet: Die Schneidezähne von Ober- und Unterkiefer haben Kontakt, ohne Abstand voneinander zu haben.

Eckzahngebiet: neutrale Bisslage, doppelzähniger Antagonismus, Abschluss der Milchzahnreihe: stufenlose Postlaktalebene.

Transversal: alle oberen Zähne greifen labial und bukkal über die des Unterkiefers.

Vertikal: im Schneidezahngebiet beträgt der Overbite 2 mm.

⊃ 1.-4. Die Nutzperiode des Milchgebisses

Die Stabilität der metrisch erfassbaren Milchzahnbögen von Ober- und Unterkiefer hat dazu geführt, diese Zeit vom jungen fertigen Milchgebiss bis zum Ende des noch vollständigen Milchgebisses als eine Zeit ohne Veränderungen zu betrachten. Dennoch sind der Abschluss des Wurzelwachstums der Milchzähne, die Keimentwicklung der bleibenden Zähne, die Resorption der Wurzeln der Milchschneidezähne Ausdruck kontinuierlicher Entwicklung. Ein lückenlos angelegtes Milchgebiss muss sich in dieser Zeit durch den Beginn der Lückenbildung im Frontzahngebiet auf den Wechsel vorbereiten. Die Abrasionen an allen Milchzähnen werden durch das Kauen fester Kost möglich *(Abb. 1-14)*. Im Idealfall ist vor dem Durchbruch der 1. Molaren wieder eine Schlittenartikulation vorhanden, die vor allem der Einstellung des Sechsjahrmolaren dient. Ob es dabei im Einzelfall zu einer deutlichen anterioren Rotation des Unterkiefers mit Kantenbiss im Schneidezahngebiet (Zielinsky) kommt oder vor allem die Affenlücken im Unterkiefer durch die Durchbruchsdynamik der Sechsjahrmolaren geschlossen werden (Baume, Dausch-Neumann 1987), muss wohl der unterschiedlichen Anlage eines Kindes zugeschrieben werden.

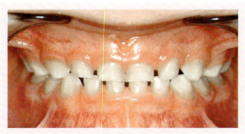

Abb. 1-14: *Regelrechtes lückig angelegtes Milchgebiss mit Abrasionen in der Nutzperiode des Milchgebisses im Alter von 5 Jahren*

Eine Kopfbisssituation vor dem Zahnwechsel ist immer auch auf eine beginnende Klasse III-Entwicklung zu prüfen. In jedem Fall haben die Abrasionen auch eine kariespräventive Wirkung durch das Nivellieren des Kauflächenreliefs. Nach dem vollständigen Durchbruch der Milchzähne ist bis zum 6. Geburtstag die ständige Zunahme der Molarenfelder zu beobachten. Mit 5 1/2 Jahren haben sich Ober- und Unterkiefer beträchtlich verlängert, so dass sie im Gegensatz zur Halbkreisform des Milchgebisses einen elliptischen Kieferbogen erzeugen.

Ein auf diese Weise regelrecht entwickeltes Milchgebiss ist bestens vorbereitet auf den Zahnwechsel. Die Zeit kurz vor dem Durchbruch der ersten bleibenden Zähne wird als Periode des „reifen Milchgebisses" bezeichnet.

Die Vorbereitung auf den Zahnwechsel ist äußerlich nicht nur an den Molarenfeldern gut sichtbar, sondern auch an der auffälligen Vergrößerung der Lücken im Schneidezahngebiet. Eine ausbleibende Lückenbildung auch nur in einem Kiefer weist immer auf eine pathologische Entwicklung hin.

Das Milchgebiss bietet mit seiner typischen Symptomatik ausreichend Möglichkeit, solche negativen Stigmen frühzeitig zu erkennen, um ihnen begegnen zu können.

Symptomatik des regelrechten reifen Milchgebisses (5 1/2 Jahre):

Einzelkieferbefund
- Bestand der Halbkreisform der Milchzahnbögen von Ober- und Unterkiefer
- Entwicklung von Molarenfeldern distal der Milchzahnreihe
- Auffällige Lücken bzw. Lückenvergrößerungen im Schneidezahngebiet von Ober- und Unterkiefer
- Starke Abrasionen der Milchzähne

Okklusion/Artikulation
- Schlittenartikulation durch Abrasionen ist möglich
- Overbite und Overjet reduzieren sich u. U. bis zur Kopfbissrelation
- es entsteht im Idealfall eine mesial präformierte Stufe, die Affenlücke im Unterkiefer beginnt sich zu reduzieren
- der Fortbestand der stufenlosen Postlaktalebene ist noch als regelrecht zu werten

⟳ 1.-5. Der Zahnwechsel

1.-5.1. Die erste Phase des Zahnwechsels
1.-5.1.1. Die posteriore Durchbruchszone

Die besten Voraussetzungen für die Einstellung der Sechsjahrmolaren sind sagittal ausreichend entwickelte Zahnbögen. Mit der Einstellung der Sechsjahrmolaren kommt es zu einer neuen Form der Zahnbögen. Im Oberkiefer ist es die Ellipse und im Unterkiefer die Parabel. Sie führen zur Verbreiterung im distalen Bereich der Kiefer. Bei mesial präformierter Stufe ist eine unmittelbare Einstellung der Sechsjahrmolaren in Klasse I-Relation (Neutralbiss) möglich. Ohne diese bleiben die Sechsjahrmolaren bis zum Ende des Zahnwechsels in einer tête-à-tête-Stellung. Diese distale Okklusionsbeziehung ist entwicklungsbedingt und deshalb nicht pathologisch *(Abb. 1-15).*

Dennoch beinhaltet sie Gefahren, die sich durch kariöse Läsionen vor allem an den oberen Milchmolaren ergeben. Sie, ebenso wie eine zeitlich ungünstige Reihenfolge des Zahnwechsels der Stützzone, können zu einer kompletten Distallage der Molaren um eine ganze Prämolarenbreite führen. Deren Selbstausheilung ist nicht mehr möglich. Deshalb kann diese Okklusion als risikobelastet betrachtet werden.

Die Einstellung der Sechsjahrmolaren hat keinen Einfluss auf eine Veränderung der okklusären Verschlüsselung. Die ersten bleibenden Molaren müssen sich zwangsläufig den Gegebenheiten am Ende der Milchzahnreihe anpassen. Ihr Einfluss auf die Bisshöhe wird als die 2. physiologische Bisshebung bezeichnet. Sie resultiert aus der divergenten Neigung von Ober- und Unterkieferbasis.

Deshalb ist der bisshebende Effekt von dieser Neigung direkt abhängig. Bei vertikal posteriorem Rotationsmuster wird er besonders kräftig ausfallen. Je paralleler die Kieferbasen zueinander stehen, wie beim ausgeprägten anterior horizontalen Rotationsmuster, umso geringer fällt die Bisshebung aus. Nicht selten wird die Bisshebung durch pathologische Ereignisse der Milchmolaren sichtbar, wenn einzelne oder mehrere in Infraposition verharren und den Kontakt zur Kauebene verlieren. Mit dem Durchbruch und der Einstellung des ersten Molaren liegt ein frühes Wechselgebiss vor *(Abb. 1-16a)*.

Jetzt werden die Milcheckzähne mit den Milchmolaren zur Stützzone. Ihren Namen verdanken sie in dieser Zeit ihrer Aufgabe, dem Durchbruchsdruck der Sechsjahrmolaren von distal und dem der Schneidezähne von anterior her Widerstand entgegen zu setzen. Die Aufrechterhaltung der vertikalen Okklusionsbeziehung ist bei Erhalt der Stützzone per se gegeben. Allerdings ist bei umfangreichem vorzeitigem Verlust

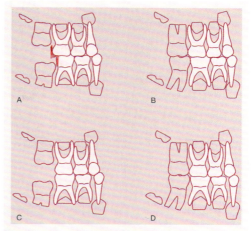

Abb. 1-15: *Einstellungsmöglichkeiten des Sechsjahrmolaren bei mesial präformierter Stufe im Milchgebiss (oben) und ohne mesial präformierte Stufe (unten)*

der Milchzähne der Stützzone auch ein Einbruch der vertikalen Okklusionsbeziehungen zu erwarten.

1.-5.1.2. Der Schneidezahnwechsel

Ebenso wie für die Einstellung der Sechsjahrmolaren ein umfangreiches Kieferwachstum – sichtbar in den sich bildenden Molarenfeldern – erforderlich ist, stellt auch der Wechsel der Schneidezähne hohe Anforderungen an die Größenzunahme dieser Region. Die effektive Breitenzunahme für die Schneidezähne wird im Mittel zwischen 3 – 4 mm angegeben (Klink-Heckmann und Bredy 1990/*Abb. 1-16*).

Der erforderliche Platzgewinn kommt zusätzlich durch die protrusivere Einstellung der bleibenden Schneidezähne gegenüber den Milchschneidezähnen zustande. Vorhandene Primatenlücken im Oberkiefer zwischen dem seitlichen Milchschneidezahn und -eckzahn dienen dem Platzbedarf im Oberkiefer. Die Natur hält nach dem Schneidezahnwechsel kein Wachstum mehr für

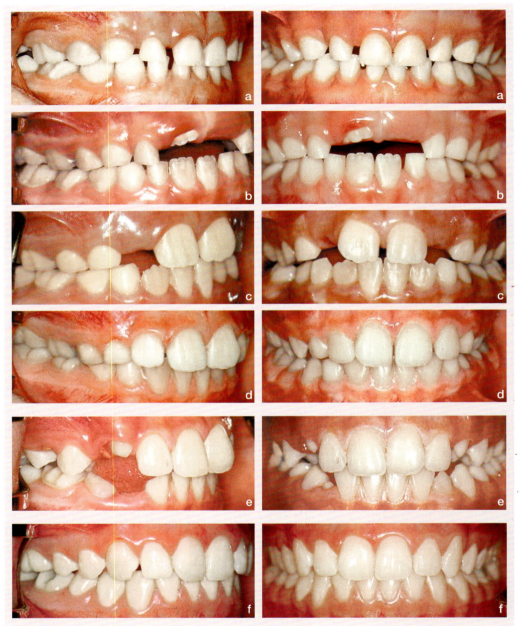

Abb. 1-16: *Ablauf des Zahnwechsels im regelrechten Gebiss*
a/d: In der 1. Phase ist die Durchbruchsfolge sehr stabil, e: in der 2. Phase ist der Wechsel der Stützzone eher variabel, f: junges bleibendes Gebiss

diese Region vor. Das heißt, dass alle störenden Einflüsse vor und während dieser Zeit eine folgenschwere Wirkung auf die Entwicklung der Zahnbögen haben müssen.

Der fehlende wachstumsinduzierende Einfluss der Schneidezähne wird sichtbar, wenn bei Nichtanlagen der notwendige Wachstumsreiz ausbleibt oder der Verlust von Milchzähnen im anterioren Bereich der Stützzone den Wachstumsimpuls nicht auslöst. Vielmehr wird regelwidrig der so „gewonnene" Platz eingenommen. Es resultiert eine Entwicklungshemmung. Klink-Heckmann und Bredy (1990) sehen die Ursachen des Platzmangels im Schneidezahngebiet u. a. als ein anlagebedingtes Missverhältnis zwischen Zahn- und Kiefergröße an, so dass sie darauf verweisen, dass bei solchen Kindern nicht unbedingt ein Schmalkiefer vorliegen muss. Ein nach dem Schneidezahnwechsel vorhandener Platzmangel wird von A.M. Schwarz (1958) als ein Verharren der Staffelstellung aus der Zeit der Keimentwicklung gewertet. Das heißt, ein solcher Engstand ist Ausdruck einer retardierten Entwicklung. Die schematische Darstellung des notwendigen Zahnbogenumfangs in *Abb. 1-17* und der weit von dieser Linie zurückliegenden Schneidezähne verdeutlicht sehr anschaulich, dass Wachstum mehrdimensional ist. Engstände, die nicht als anlagebedingtes Missverhältnis zwischen Zahn- und Kiefergröße gewertet werden können, sind deshalb Ausdruck transversaler, aber auch sagittaler und zuweilen auch vertikaler Wachstumshemmung.

Transversale Defizite können sich über den Platzmangel hinaus in beiden Kiefern unterschiedlich auswirken und z. B. zu einem einseitigen Kreuzbiss im Bereich der Milcheckzähne führen. Vertikale Wachstumsdefizite bewirken die Entwicklung offener Relationen, sagittale begünstigen bei Anlage progene Entwicklungen.

Schlussfolgerung: Die erste Phase des Zahnwechsels ist im posterioren und anterioren Bereich eine Zeit höchster Anforderungen an wachstumsbedingte Zuwächse der Kiefer. Alle Einflüsse, die das Wachstum belasten, führen zu Belastungen

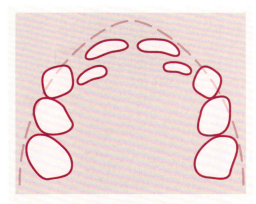

Abb. 1-17: *Die Entstehung des primären Platzmangels, dargestellt als Form der Entwicklungshemmung*

der regelrechten Entwicklung. Der Schneidezahnwechsel ist deshalb die entscheidendste Phase der Gebissentwicklung. Bedingungen, die eine nicht regelrechte Entwicklung zur Folge haben, müssen identifiziert werden. Ätiologie und Genese solcher meist mehrjährig bestehender Einflüsse müssen diagnostisch abgeklärt und zusammen mit den anlagebedingten Faktoren zu Konsequenzen etwaig notwendiger Präventions- und Frühbehandlungsmaßnahmen führen.

1.-5.2. Die zweite Phase des Zahnwechsels

Die Bedingungen für den Wechsel im Bereich der Stützzone sind grundsätzlich von denen der 1. Phase des Zahnwechsels verschieden. In der Summe ist mit einem vor allem im Unterkiefer vorhandenen Platzüberschuss (Leeway-space) zu rechnen. Davon profitieren besonders die Prämolaren. Da die Reihenfolge und die Symmetrie des Wechsels viel variabler ist als beim Schneidezahnwechsel, ist dies ein zu beachtendes Phänomen, wenn steuernde Maßnahmen des Zahnarztes greifen sollen *(Abb. 1-16)*.

Im Unterkiefer wechseln die Eckzähne nahezu zeitgleich mit den 1. Prämolaren im Unter- und Oberkiefer. Das heißt, dass sie ebenfalls dem Kiefer einen Wachstumsimpuls geben müssen. Er ist mit 1 bis 1,5 mm gering und bedeutet für das untere Frontzahngebiet den letzten natürlichen Gewinn für das Breitenwachstum. Deshalb müssen alle kieferorthopädisch-apparativen Maßnahmen zur Dehnung nach dieser Zeit als instabil angesehen werden. Im Oberkiefer ist die zeitliche Reihenfolge in Bezug auf den zeitgleichen oder nichtzeitgleichen Wechsel des Eckzahnes gegenüber den 2. Milchmolaren entscheidend, ob der Eckzahn aus dem mäßigen Überschuss profitieren kann. Die Entwicklung des oberen 12-Jahrmolaren begrenzt die zeitliche Wirksamkeit dieser Konstellation außerdem erheblich. So trägt sein eigener wachstumsfördernder Reiz in hohem Maße zur regelrechten Einstellung des Eckzahnes im Zahnbogen bei. Im Falle der Retention des oberen Eckzahnes bleibt dieser Wachstumsreiz aus, was die kieferorthopädischen Erfordernisse der notwendigen Platzbeschaffung neben der Einordnung wesentlich bestimmt.

Der Erhalt aller Milchzähne der Stützzone ist eine Voraussetzung für einen störungsfreien Wechsel der Stützzone. Der vorzeitige Milchzahnverlust verursacht je nach Umfang und Zeitpunkt seines Eintretens unterschiedlich schwerwiegende Einbrüche in sagittaler und ggf. vertikaler Beziehung. Ganz wesentlich für die Wirkung des vorzeitigen Milchzahnverlustes ist die Anlage, der Genotypus. Ein anlagebedingter schmaler Kiefer, eine schwebende Klasse III-Relation, aber auch eine Distallage machen den komplizierten Komplex möglicher Anomaliesymptome in Abhängigkeit vom Ort des Verlustes aus *(Abb. 1-18)*.

Die Wirkung zusätzlicher funktioneller Belastungsfaktoren muss ebenso berücksichtigt werden. Wenn nach einer Übergangsperiode von ca. einem Jahr nach der Einstellung der Schnei-

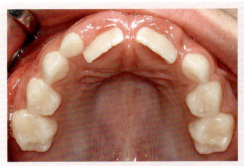

Abb. 1-18:
Klinische Situation entsprechend der Abb. 1-17

dezähne der Zahnwechsel zwischen dem 10. und 12. Lebensjahr bei den meisten Kindern beendet ist und nur noch die Einstellung der 12-Jahrmolaren im 13. Lebensjahr erfolgt, ist eine Zeit von 5 – 7 Jahren vergangen. Es ist deshalb entscheidend, unter welchen äußeren Bedingungen diese Entwicklung abgelaufen ist.

⊃ 1.-6. Das junge bleibende Gebiss

Das regelrechte junge bleibende Gebiss ist vor allem durch die engstands- und lückenlose Einstellung aller Zähne im oberen und unteren Zahnbogen charakterisiert. Die elliptische Form im Ober- und die Parabelform im Unterkiefer ermöglichen in der Transversalen und Sagittalen regelrechte Okklusionsbeziehungen durch das Übergreifen aller oberen über die unteren Zähne. Als wichtiges Phänomen der Verzahnung muss der doppelzähnige Antagonismus im Sinne einer Angle Klasse I gelten *(Abb. 1-19)*.

Abweichungen von dieser Verzahnung werden nach distal als Klasse II und nach mesial als Klasse III bezeichnet. Tammoscheit (1990) vergleicht die menschlichen Bisslagen in ihrem Vorkommen mit einer Gaußschen Normalverteilungskurve. Distal- und Mesiallage dürften deshalb nicht ursächlich in krankhaften Genen zu suchen sein, sondern entsprechen der Verteilung in der menschlichen Rasse. Das schließt aber aus, dass Abweichungen von der Neutrallage mit einem allen Ansprüchen genügenden regelrechten Gebiss vereinbar sind.

Der Normalverteilung entsprechend sind geringfügige Abweichungen nach distal und mesial häufiger, während mit zunehmender Expressivität ihr Vorkommen seltener wird *(Abb. 1-20)*.

In umfangreichen eigenen Untersuchungen konnte bestätigt werden, dass die häufigste Abweichung der sagittalen Lagebeziehung des Unterkiefers nach distal nicht durch äußere funktionelle Belastungen verursacht ist (Kap. 3). Das heißt nicht, dass für Kinder mit einer Distal- oder Mesiallage nicht ganz spezielle Bedingungen bezüglich der kieferorthopädischen Prävention und Therapie erforderlich sind.

Schopf (1991) stellt in seinem Curriculum Kieferorthopädie 15 Kennzeichen der Eugnathie zusammen.

Das sind:
- volle Zahnzahl (d. h. keine Nichtanlagen/ Überzahl)
- normale Zahnformen (keine Kümmerformen, Übergrößen, Doppel- bzw. Fehlbildungen)
- gut ausgeformte Zahnbögen (Oberkiefer: Ellipse, Unterkiefer: Parabel, Milchgebiss: Halbkreis)
- kein Engstand, keine Lücken (Ausnahme im Milch- und Wechselgebiss)
- keine Einzelzahnabweichungen (Torsion, Kippung, Außenstand etc.)
- normale vertikale Position der Zähne (keine Infraokklusion, keine Elongation)
- korrekte Größen der Kieferbasen
- korrekte Einlagerung der Kieferbasen in den Schädel

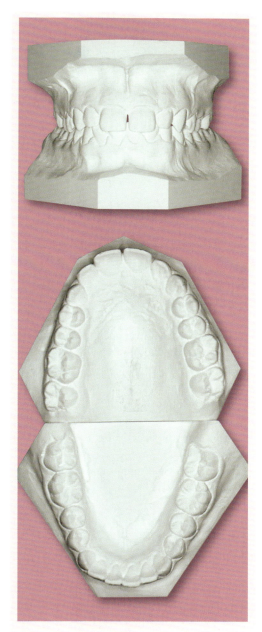

Abb. 1-19:
Modell eines jungen bleibenden Gebisses in Okklusion und in Aufsicht
Die apikale Basis ist mit der Größe der Zahnreihen kompatibel.

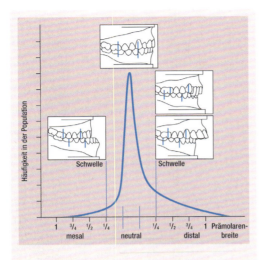

Abb. 1-20: *Die menschlichen Bisslagen spiegeln eine Gaußsche Normalverteilungskurve wider*

- neutrale Okklusion, doppelzähniger Antagonismus, Übereinstimmung von Zahn- bzw. Kiefermitten
- horizontaler Frontzahnabstand (Overjet) = 2 mm
- vertikaler Frontüberbiss (Overbite) = 1 – 2 mm
- labialer und bukkaler Überbiss der oberen Zähne
- ungehinderte Okklusion und Artikulation
- funktionelles Gleichgewicht der orofazialen Muskulatur
- regelrechte Funktion (einschließlich des Kiefergelenks)
- keine Fehlbelastung einzelner Zähne

Dabei erhält auch die en- und periorale Weichteilkapsel einen entsprechenden Stellenwert einschließlich der Funktion der Kiefergelenke *(Abb. 1-21, 1-22, 1-23).*

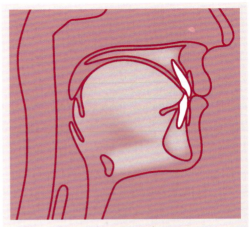

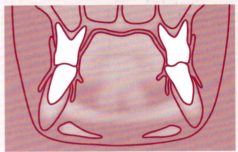

Abb. 1-21: *Die regelrechten Ruheweichteilbeziehungen, das dreifache Ventil des Mundschlusses*

Ausgehend von der mundmotorischen Entwicklung muss die Zeit der Dentitionen, in Sonderheit der ersten, für die Etablierung adäquater Funktionsmuster prägend betrachtet werden. Am Ende des Zahnwechsels sind die Funktionsmuster lange etabliert, sie sind ausgereift. Entwicklungsbedingt hat dies notwendige Hintergründe, wenn deren z. T. lebenserhaltende Funktion berücksichtigt wird. Das heißt aber auch, dass fehlerhaft ablaufende Funktionen ebenso ausgereifte Funktionsmuster erzeugt haben. Ihre Korrektur stellt deshalb im jungen bleibenden Gebiss und erst recht im Erwachsenenalter eine schwere und meist sogar unlösbare Aufgabe dar. Das steht diametral der Möglichkeit gegenüber, mit biomechanischen Methoden und Techniken

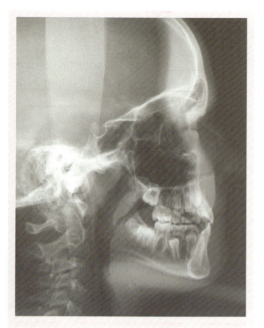

Abb. 1-22: *Das Fernröntgenseitenbild erlaubt bei guter Röntgentechnik die Beurteilung der Zungenlage im gesamten intraoralen Raum.*

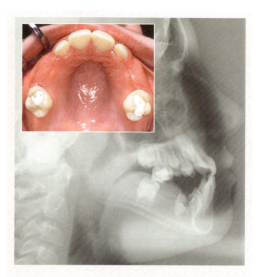

Abb. 1-23: *Kind mit extrem kaudaler Zungenruhelage im Fernröntgenbild. Verlagerung der Zunge in den Mundbodenbereich. Wegen der mangelnden wachstumsfördernden Reize hat der vorzeitige Milchzahnverlust zu erheblichen Wachstumsdefiziten im Oberkiefer geführt.*

Zahnstellungen erfolgreich zu korrigieren und ggf. in interdisziplinärer Zusammenarbeit mit der Mund-, Kiefer-, Gesichtschirurgie ein regelrechtes Gebiss zu erzeugen. Dieses erfüllt alle von Schopf (1973) genannten morphologischen Kriterien. Einzig die funktionellen Einflüsse sind nicht mehr veränderbar.

➲ 1.-7. Sprach- und Sprechentwicklung

Ann Dieckmann

Die erste lautsprachliche Äußerung des Säuglings ist der Geburtsschrei, der als konnataler Reflex durch die Reizung des Atemzentrums infolge der Umstellung von der plazentaren Sauerstoffversorgung auf die Lungenatmung ausgelöst wird.

Es folgen Schrei- und Gurrlaute (r-Ketten), die schließlich von Verdoppelungen in der ersten Lallphase abgelöst werden.

1. Schreiphase (1. – 7. Woche)

Die Bedeutung des Schreiens des Säuglings steht im Zusammenhang mit Situationen des Unwohlseins wie Hunger, Angst und Schmerz. Die ersten Schreie sind unspezifische Signale, die schnell zur kommunikativen Funktion werden. Zunächst überwiegen dabei vokalähnliche Laute, die erst später von Konsonanten glottalen Ursprungs abgelöst werden. In der 6. bis 8. Woche kommen dann Hauch- und Gurrlaute dazu, die zur ersten Lallphase überleiten.

2. Lallphase (2. – 10./12. Monat)

Infolge der verbesserten Motorik der Sprechorgane wie Zunge und Lippen entstehen die ersten basalen lautähnlichen Äußerungen bis zum 3. Lebensmonat. Das sind Prävokale und -konsonanten, die das frühe Lallen einleiten.

In der ersten Lallperiode zwischen dem 2. und 3. Lebensmonat überwiegen alveoläre r-Ketten sowie pharyngeale und velare Hauchlaute und Reduplikationen in Kettenform (nana, baba, dada ...).

In der zweiten Lallperiode zwischen dem 5. und 7. Lebensmonat kommt es zu einer fast pausenlosen Massenproduktion von Silben, den so genannten Lallmonologen. Die Ketten von vokal- und konsonantenähnlichen Grundlauten verschwinden langsam und werden von Silbensequenzen abgelöst. Die Entstehung regulärer Silben wird als Voraussetzung für die spätere Sprachentwicklung gesehen (Oller 1986).

In dieser Phase treten Lippen-, Alveolar- und Nasallaute am häufigsten auf, die sich allmählich den Standardlauten der Muttersprache annähern.

In der Zeit vom 10. bis 12. Monat nähert sich die 2. Lallperiode dem Ende zu. Aus den alternierenden Silben entwickelt sich das Protowort, die letzte Vorstufe zum ersten Wort.

3. Einwortsätze (1.0 – 1.6 Jahre)

Die eigentliche Sprachentwicklung beginnt mit dem ersten sinnvoll, intentional gebrauchten Wort (Oksaar 1977).

Aus den Protowörtern entwickeln sich um das erste Lebensjahr herum die ersten Wörter bzw. Ausdrücke, die amorph gebildet werden. Sie werden stets in unveränderter Form gebraucht. Die Bildung der ersten Wörter erfolgt ohne grammatischen Satzbau und wird auch als „Holophrase" bezeichnet (Clahsen 1986). Im Alter von 18 Monaten verwendet ein Kind etwa 30 bis 50 Wörter.

Die Reihenfolge des Vokal- und Konsonantenerwerbs erfolgt vom Einfachen zum Schweren, von den vorderen Artikulationsorganen zu den hinteren. Die Vokale (a, e, i, o, u) werden gesprochen sowie die Labiallaute (m, b, p, f, w) verwendet.

4. Zwei- und Mehrwortsätze (1.6 – 2.0 Jahre)

In dieser Phase erwirbt das Kind die grundsätzliche Fähigkeit zur Synthese, indem es Wörter ohne grammatischen Satzbau additiv aneinanderreiht, ohne sie jedoch durch Flexionen zu verändern. Parallel dazu steigt der Wortschatz an. Mit 24 Monaten benutzt ein Kind ca. 300 Wörter aktiv. Es versucht in diesem Entwicklungsabschnitt durch einfache Fragen, die Namen zu erfahren (1. Fragealter).

Alle Vokale, Umlaute sowie Diphthonge werden erlernt und die Linguallaute (l, n, d, t) als Einzellaute verwendet. Konsonantenverbindungen werden durch das Weglassen der 3. und weiterer Silben reduziert.

5. Vorgrammatische Phase (2.0 – 3.0 Jahre)

In diesem Entwicklungsabschnitt kommt es zur syntaktischen Differenzierung und am Ende dieser Phase treten erste Flexionen auf. Regeln zur Deklination und Konjugation werden abgeleitet. Bis zu fünf oder sechs Wörter werden aneinandergereiht. Gleichzeitig erreicht das 2. Fragealter seinen Höhepunkt, indem das Kind Kausalzusammenhänge erforschen möchte (Warum?). Diese Phase ist mit einem überproportionalen Wachstum des Wortschatzes verbunden. Ein Kind gebraucht am Ende dieses Abschnittes ungefähr 900 Wörter.

Erste Konsonantenverbindungen werden richtig artikuliert. Die schweren Linguallaute (s) und andere Zischlaute folgen sehr spät. Die Velarlaute (g, k, x) werden oft noch fehlerhaft gebildet, häufig verwechselt und umgestellt.

6. Morphosyntaktische Strukturierung (3.0 – 4.0 Jahre)

Der Erwerb syntaktischer Besonderheiten auf der Grundlage der ersten regelhaft erkannten Strukturen ermöglicht dem Kind die Bildung von komplexeren Hauptsätzen, Nebensätzen sowie Satzverbindungen. Formen der Deklination und Konjugation festigen sich. Der Wortschatz umfasst ca. 1500 Wörter.

In allen Positionen werden die Vokale, Diphthonge und Umlaute beherrscht. Alle einfachen Konsonanten werden richtig artikuliert. Konsonantenverbindungen mit s und k sind noch fehlerhaft.

7. Morphosyntaktische Planung (4.0 – 5.0 Jahre)

Es werden komplizierte syntaktische Strukturen richtig gebraucht. Steigerungsformen werden genutzt und die Pluralbildung der Substantive ist fast fehlerfrei. Das Kind beherrscht fast 2000 Wörter.

Mit fünf Jahren werden in der Regel alle Laute und Lautverbindungen normgerecht artikuliert. Schwierigkeiten treten am häufigsten bei den Zischlauten (s, z, sch) auf. Sigmatismen und Schetismen sind die häufigsten sekundären orofazialen Dysfunktionen in diesem Entwicklungsabschnitt.

8. Annäherung an die Erwachsenensprache (5.0 – 6.0 Jahre)

In dieser Phase ist die Sprach- und Sprechentwicklung des Kindes weitgehend abgeschlossen. Die phonologischen und morphosyntaktischen Fähigkeiten sind den Anforderungen der Umgangssprache nahezu angeglichen. Graduelle Steigerungen des Wortschatzes erfolgen jedoch bis ins hohe Alter und eine ständige Vervollkommnung der Lautrealisation und grammatischen Fähigkeiten ist nachweisbar.

2. Funktionsstörungen

Mit dem Beginn der 1. Dentition werden die Ruheweichteilbeziehungen an Zähnen und Kiefern bestimmt. Das dreifache Ventil des Mundschlusses, d. h. die Lage der Zungenspitze in der Region der Papilla incisiva, die Lage des Zungenrückens am harten und der des Zungengrundes am weichen Gaumen hat Fränkel als „regelrecht" definiert.

Wird eines dieser Ventile gestört, verändert sich die Ruhelage der Zunge mit der Folge, dass sie nach kaudal absinkt und es zu einer „offenen Mundhaltung" sowie zu einer veränderten Kopfhaltung kommt. Es sind die Merkmale einer allgemeinen Haltungsschwäche, die ursächlich für eine Reihe von Dysfunktion im oralen Bereich sind. Veränderte Zahnbogenformen (anteriore Schmalkiefer), Mundatmung und ggf. schlafbezogene Atmungsstörungen sind die weiteren Folgen.

Neben diesen „statischen oder passiven" Funktionsstörungen haben die „dynamischen", d. h. mehr aktiven Fehlfunktionen eine besondere Bedeutung bei der Entstehung oder Aufrechterhaltung von Zahnfehlstellungen.

Daher ist es wichtig, dass bei interzeptiven Behandlungen nicht nur auf die Behebung von eingetretenen Fehlstellungen der Zähne und Abstellung von Habits geachtet wird, sondern auf die begleitenden funktionellen Störungen.

2. Funktionsstörungen

Rosemarie Grabowski

In einer Zeit enormen technischen Fortschritts scheint es keine Grenzen der Machbarkeit orthodontischer Zahnbewegungen mehr zu geben. Deshalb ist eine generelle Abkehr von der Kompliziertheit wachstumsorientierter kieferorthopädischer Therapie Realität.

Dennoch bestimmen die medizinischen Aspekte Aufwand und Stabilität dieser Behandlungsergebnisse ganz wesentlich. Sie bedeuten für viele Patienten lebenslang funktionelle Störungen, die die Grundlage vielschichtiger gesundheitlicher Belastungen darstellen.

Es hat sich bewährt, bei der funktionellen Diagnostik gestörte Funktionsabläufe (Fleischer-Peters 1985) nach ihrer Wirksamkeit in aktive oder dynamische und passive oder statische zu trennen.

➲ 2.-1. Die statischen oder passiven Funktionsstörungen

Für Veränderungen der physiologischen Ruheweichteilbeziehungen war bisher der Begriff „Mundatmung" gebräuchlich. Das Stigma der offenen Mundhaltung als klinisch leicht erkennbares Zeichen einer pathologischen Situation ist so überragend, dass diese Definition naheliegend war. Das Neugeborene kann noch nicht durch den Mund atmen. Mundatmung ist erst mit der Deszendenz des Larynx gegen Ende der Säuglingsperiode möglich. Eine später entstehende „Mundatmung" ist eine Dyskinesie.

Hals-Nasen-Ohrenärzte (Eckert-Möbius 1953) sehen ihre Ursachen im Hals-, Nasen-, Ohrenbereich und in der Folge als Gewohnheit.

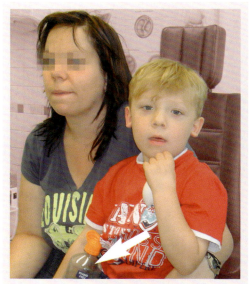

Abb. 2-1:
3,5 Jahre alter Junge mit Trinkflasche
Offene Mundhaltung mit interdentaler Zungenlage. Der HNO-Arzt empfiehlt eine Adenotomie.

Ebenso muss von einer psychophysischen Befindlichkeit des Kindes ausgegangen werden, verbunden mit einer emotionalen und kognitiven Retardierung. Fleischer-Peters (1985) hat darauf hingewiesen, dass milieubedingte Faktoren für die Entwicklung von dynamischen wie statischen Funktionsstörungen eine große Rolle spielen (Abb. 2-1).

Bekannt ist die offene Mundhaltung als Symptom einer schweren Gesamtschädigung wie beim Down-Syndrom oder bei Zerebralparesen. Van der Linden (1983) sieht auch eine starke Protrusion der Schneidezähne bei Klasse II/1 Anomalien als mögliche Verhinderung eines spannungsfreien Mundschlusses.

2.-1.1. Definition, Ätiologie und Genese

Veränderungen physiologischer Ruheweichteilbeziehungen haben also viele Ursachen, die zu
ihrer Entwicklung führen. Dabei spielen anlagebedingte Voraussetzungen eine wesentliche Rolle
(Abb. 2-2).

Unabhängig von den individuell unterschiedlichen Bedingungen, die zu ihrer Etablierung führen, sind sie ständig wirksam. Auch wenn es sich
um niedrige Druckgrößen gegenüber den dynamischen Dyskinesien handelt, ist unbestritten,
dass sie deshalb eine überragende Bedeutung haben.

Mit der Auflösung der frühkindlichen Funktionseinheit der Zunge mit der Unterlippe und dem
Unterkiefer mit Beginn der 1. Dentition werden
die Ruheweichteilbeziehungen an den Hartgewebsstrukturen von Zähnen und Kiefern durch
das dreifache Ventil des Mundschlusses, nämlich
der Lage der Zungenspitze in der Region der
Papilla incisiva, der Lage des Zungenrückens am
harten und der des Zungengrundes am weichen
Gaumen (Fränkel 1964/*Abb. 1-21*) als regelrecht
definiert. Ist eines dieser Ventile gestört, verändert sich die neuromuskuläre Koordination des
gesamten Systems. Es wirkt quasi ganzheitlich.
Ist der Lippenschluss über ein begrenztes Maß gestört, verändert sich auch die Ruhelage der Zunge. Sie verliert mehr oder weniger umfangreich
ihren Kontakt zum harten und weichen Gaumen. Das heißt, sie nimmt eine zunehmend kaudale Lage ein. Mit dem Absinken der Zunge in
den Mundboden kommt es in der Regel zu einer
Öffnungshaltung des Unterkiefers. Sie zieht notwendigermaßen eine veränderte Kopfhaltung
nach sich. Damit weitet sich das Problem über
die Halswirbelsäule auf die Gesamtkörperhaltung
aus. Dieser Weg ist keineswegs eine Einbahn-
straße. Orthopäden beklagen die Haltungsschwäche von Schulkindern, deren sichtbarer Ausdruck

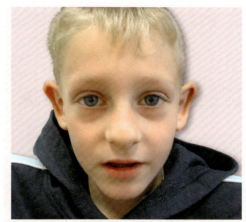
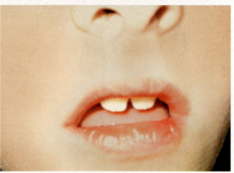

Abb. 2-2:
*7,0 Jahre alter Junge mit deutlich dolichocepha-
ler Kopfform und zarten perioralen Weichteilen.
Auf der Basis dieser anlagebedingten Voraussetzungen hat sich die Haltungsschwäche
entwickeln können.*

für den Kieferorthopäden die offene Mundhaltung ist. Bei Patienten mit einer operierten Gau-
menspalte ist nicht selten das dritte Ventil belastet und verursacht seinerseits die offene Mundhaltung des Spaltträgers. Sie ist aufgrund seiner
vielschichtig beeinflussten und erschwerten
Nasenatmung als Haltungsschwäche meist ver-
deckt. Wenn Bahnemann (1993) davon spricht,
dass eine schlechte Haltung mit einer schlechten
Atmung zwingend verbunden ist, wird das den
gesamten Körper einbeziehende Problem deutlich.

Seit langem ist bekannt, das Schulkinder mit inkompetentem Mundschluss nur ausnahmsweise eine obstruktive Nasenatmungsbehinderung haben (Schopf 1973), weshalb der Begriff der „habituellen Mundatmung" definiert wurde. Aktuell gehen wir wegen der veränderten Ruheweichteilbeziehungen ohne Nasenatmungsbehinderung von dem ursächlichen Problem der Haltungsschwäche aus und bezeichnen einen inkompetenten Lippenschluss als „offene Mundhaltung". Bei unseren umfangreichen Untersuchungen in Schulen und Kindergärten haben wir diese Haltungsschwäche bei mehr als 40 % der Kinder im Milch- und frühen Wechselgebiss angetroffen (Kap. 3).

Bereits früher haben wir die Leistungsfähigkeit der oberen Atemwege bei Kindern mit offener Mundhaltung und solchen mit kompetentem Lippenschluss geprüft (Gebert 1990).

Die rhinomanometrischen Befunde, die die Leistungsfähigkeit der oberen Atemwege dokumentieren, ließen eine Unterscheidung beider Gruppen nicht zu. Die Wachstumsrichtung im Fernröntgenbild ergab dagegen signifikante Differenzen des Rotationsmusters. Kinder mit eher schmaler Kopfform (Dolichocephalus) und dementsprechend zarter Muskulatur wiesen ausgeprägtere vertikal posteriore Unterkieferrotationen auf. Auf sie konzentrierte sich die offene Mundhaltung. Kinder ohne offene Mundhaltung wichen davon hingegen signifikant in Richtung horizontal ab. Das bedeutet, dass die Kinder aufgrund ihrer Anlage Haltungsschwächen entwickeln können oder mehr davor gefeit sind. Wenn Veränderungen der regelrechten Ruheweichteilbeziehungen in wesentlichen Jahren des Wachstums und der Gebissentwicklung vorliegen, ist ihr Einfluss bei anlagebedingter Bereitschaft erheblich *(Abb. 2-2)*. Sie führen zu vielschichtigen pädiatrischen und hals-, nasen-, ohrenärztlichen Problemen und Erkrankungen. Die Gebissent-

wicklung erfährt ebenso eine Belastung, die ihren Niederschlag in der Entwicklung von typischen Anomalien findet. Wir konnten nachweisen, dass bei Kindern mit einer vergrößerten sagittalen Frontzahnstufe, einer Progenie, einem Kreuzbiss und einem offenen Biss solche statischen Funktionsstörungen im Sinne einer Haltungsschwäche signifikant häufiger als bei Kindern mit regelrechter Gebissentwicklung vorkamen (Kap. 3.-1.).

Es muss davon ausgegangen werden, dass diese statischen Funktionsstörungen bei der zahnärztlichen Untersuchung, die im Regelfall zweimal jährlich stattfindet, übersehen oder als kausaler Belastungsfaktor nicht gewertet werden.

2.-1.2. Diagnostik statischer Funktionsstörungen

Sowohl die Anamnese wie die klinische Befunderhebung liefern sichere diagnostische Angaben. Paraklinische Befunde werden im Milchgebissalter selten erhoben. Für die Darstellung der Abweichungen von der regelrechten Milchgebissentwicklung sind sie dennoch hilfreich. Dem Zahnarzt wird die digitale Fotografie zur Dokumentation geraten.

Anamnese: Die anamnestischen Angaben der Mutter werden meist erst nach umfangreicher Aufklärung realistisch. Elterliche Angaben sind von ihrem Wissen über die Problematik direkt abhängig. Eltern beobachten daraufhin das Kind am Tage und kontrollieren den Mundschluss beim Schlafen. Nächtliches Schnarchen muss als eindeutiger Hinweis auf den gestörten Mundschluss gewertet werden. Bei Kleinkindern ist die Frage nach dem Speichelfluss aus dem Mund am Tage und während des Schlafens eine zweifelsfreie Bestätigung der Haltungsschwäche. Nicht selten ergibt sich bei diesen Kindern auch eine umfangreiche hals-, nasen-, ohrenärztliche

Anamnese mit häufigen Erkrankungen der oberen Atemwege, Bronchitiden, Mittelohrinfekten oder Adenotomien *(Abb. 2-3)*.

Klinische Untersuchung: Eine anhaltend bestehende offene Mundhaltung ist mit typischen Merkmalen in Verbindung zu bringen. Das sich unbeobachtet fühlende Kind zeigt eine ausgestülpte Unterlippe, deren sehr rote und feuchte Schleimhaut sichtbar ist *(Abb. 2-3)*. Dabei kann die Supramentalfalte je nach Gebissbefund ausgeprägt sein. Speichel fließt bei Kindern im Milchgebissalter zuweilen unkontrolliert aus dem Mund.

Insgesamt wirken die Gesichtsweichteile bewegungsarm *(Abb. 2-3 und 2-4)*. Das Sichtbarwerden der unteren Schneidezähne und der Zunge, die interdental oder kaudal liegt, sind zweifelsfreie Hinweise auf die Haltungsschwäche. Die Kinder sind bei Aufforderung, den Mund zu schließen, auch durch Inanspruchnahme von Hilfsmitteln wie z. B. Mundspateln nicht in der Lage, den Mundschluss spannungsfrei zu realisieren oder diesen über eine Zeit von 15 – 20 Sekunden aufrecht zu halten. Die Anspannung des erzwungenen Mundschlusses wird besonders an der Kontraktion des M. mentalis klinisch erkennbar.

Durch intraorale Palpation des Mundbodens wird dessen tiefe topografische Lage daran erkennbar, dass die Mundbodenmuskulatur weit unter der Linea mylohyoidea tastbar ist. Bei

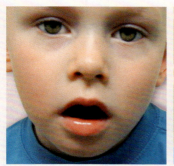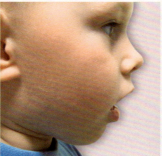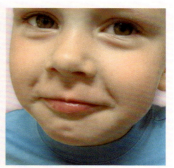

Abb. 2-3: *3 Jahre, 9 Monate alter Junge*
Offene Mundhaltung, kurze Oberlippe, ausgerollte feuchte Unterlippe. Bei Mundschluss kommt es zu einer sichtbaren Kontraktion des M. orbicularis Oris, des M. mentalis und der Wangenmuskeln.

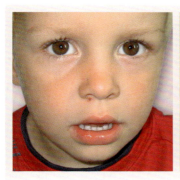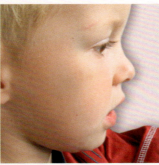

Abb. 2-4:
3 Jahre, 3 Monate alter Junge
Die offene Mundhaltung macht die unteren Schneidezähne sichtbar, die Oberlippe ist kurz, die Unterlippe ausgerollt, die Schleimhaut wird sichtbar.

schlanken Kindern im Vorschul- und Schulalter ist der tiefe Mundboden nicht selten äußerlich durch den Doppelkinneffekt sichtbar. Eine 2. klinische Untersuchung an einem späteren Tag erhärtet die Diagnose „offene Mundhaltung".

Die pathologischen Veränderungen des Milchgebisses unterliegen allein von der zeitlichen Dauer des Einflusses statischer Funktionsstörungen anderen Gesetzmäßigkeiten als die Jahre des Zahnwechsels und des bleibenden Gebisses. Bedingt durch die lückige Frontzahnstellung mit den im Verhältnis zum Kieferbogen kleineren Milchzähnen sind Engstände im Milchgebiss die Ausnahme. Dagegen sind Veränderungen der Zahnbogenform durch die anteriore Schmalheit des Oberkiefers ein sicheres morphologisches Stigma der Fehlhaltung. Der untere Zahnbogen kann ebenso schmal sein, aber meist ist er gut entwickelt. Bei einer Abformung im Unterkiefer kann das Abformmaterial mühelos in die Tiefe des Mundbodens gelangen. Das Modell des Unterkiefers ist dann der morphologische Ausdruck der Fehlhaltung.

Stark unter sich gehende Bereiche unterhalb der Zahnreihe sind im Milch- und frühen Wechselgebiss ebenso Folge der kaudalen Zungenlage. Je nach anlagebedingten Einflüssen wirken sich die wachstumshemmenden Einflüsse auf die Okklusionsbeziehungen aus. Sie können als reduzierter oder verstärkter Overjet, als Kreuzbiss und reduzierter Overbite imponieren (Kap. 3).

Da wir aufgrund unserer Studienergebnisse davon ausgehen können, dass die Haltungsschwächen bereits im Milchgebiss vorliegen und ohne erkennbare Selbstausheilungstendenzen auf das Wechselgebiss übertragen werden, stellen sie zwingende Anforderungen an die kieferorthopädische Prävention und ggf. an die Frühbehandlung.

2.-1.3. Das adenoide Kind

Die Befragung nach hals-, nasen-, ohrenärztlichen Befunden ist Bestandteil jeder kieferorthopädischen Anamnese.

Einige Kinder haben Eingriffe zur Entfernung oder Reduzierung adenoider Wucherungen und später auch solcher der Gaumenmandel mehrfach durchgemacht. Von Seiten des HNO-Arztes steht dabei die Verlegung der oberen Atemwege mit den Auswirkungen auf häufige Infektbereitschaft mit Mittelohrbeteiligung im Vordergrund. Letztere beeinflusst vielfach das Hörvermögen. Schlecht hören bedeutet bei Kindern im Vorschul- und Schulalter gleichzeitig eine Belastung der sprachlichen Entwicklung. Deshalb sind operative Maßnahmen im Sinne von Adenotomien bei vielen Kindern indiziert. Die Tatsache, dass einige Kinder wiederholt sich solchen Prozeduren unterziehen müssen, hat immer wieder die Frage aufgeworfen, welche Ursachen zu Adenoiden führen, die so ausgeprägt sind, dass sie die Atemwege am Tage einengen und nahezu ausnahmslos zu nächtlichem Schnarchen führen. Wir sind deshalb zusammen mit der Universitätsklinik für Hals-Nasen-Ohrenheilkunde in Rostock dieser Frage nachgegangen. Eine fach(zahn)-ärztliche Untersuchung durch den HNO-Arzt und den Kieferorthopäden unmittelbar vor der Adenotomie und zwei Monate nach dem Eingriff (Tab. 2.1) hat hochsignifikante Zusammenhänge mit statischen Funktionsstörungen ergeben. Von 50 Kindern wiesen 35 vor der Adenotomie eine offene Mundhaltung am Tage auf. 44 Kinder waren durch nächtliches Schnarchen auffällig.

Tabelle 2.1				
Probanden	**Anzahl**	**%**	**Alter in Jahren**	
			1. Untersuchung	2. Untersuchung
männlich	32	62,7	3,9	4,1
weiblich	19	37,3	4,3	4,5
gesamt	51	100,0	4,1	4,3

Tabelle 2.2	Funktionsbefund „Offene Mundhaltung" (51 Kinder, männlich 32, weiblich 19)		männlich	weiblich	gesamt	
					n	%
am Tage	1. Untersuchung		23	12	35	68,6
	2. Untersuchung		22	10	32	62,7
nächtliches Schnarchen	1. Untersuchung		27	17	44	86,3
	2. Untersuchung		16	8	24	47,1

Tabelle 2.3	Lutschhabit vor Adenotomie (51 Kinder, männlich 32, weiblich 19)			
Lutschen	männlich	weiblich	gesamt	
			n	%
ja	22	15	37	72,6
davon				
beim Einschlafen	15	9	24	47,1
auch tagsüber	7	6	13	25,5

Tabelle 2.4	Anomaliebefunde im Milchgebiss – Einzelkieferbefund (n = 51) (männlich 32, weiblich 19)					
oberer Zahnbogen	männlich		weiblich		gesamt	
	ja	nein	ja	nein	ja	nein
regelrecht	17	15	1	18	18	35
anterior schmal	15	17	18	1	33	18
fron. Engstand	4	28	1	18	5	46

Tabelle 2.5	Anomalien im Milchgebiss – Okklusionsbefunde (n = 51) (männlich 32, weiblich 19)			
Okklusion	männlich	weiblich	gesamt	
			n	%
Overjet				
regelrecht	16	5	21	44,7
vergrößert	8	6	14	29,8
negativ	7	5	12	**25,5**
Overbite				
regelrecht	12	6	18	35,3
tief	9	4	13	25,5
offen	8	7	15	**29,4**
Kopfbiss	3	2	5	**9,8**
Kreuzbiss	4	6	10	**19,6**

Nach der Adenotomie war sowohl anamnestisch als auch durch die Nachuntersuchung bei 32 Kindern die offene Mundhaltung am Tage noch nachweisbar, obwohl das nächtliche Schnarchen wesentlich reduziert war (Tab. 2.2). Die Ergebnisse belegen eindeutig, dass bei der Mehrzahl der Kinder die offene Mundhaltung der wesentliche Risikofaktor für die adenoiden Vegetationen mit allen medizinischen und kieferorthopädischen Wirkungen war. Bereits im Alter zwischen drei und sechs Jahren wiesen die Kinder typische Zeichen der offenen Mundhaltung sowohl im Einzelkieferbefund als auch im Okklusionsbefund auf (Tab. 2.4, Tab. 2.5). Wir schlussfolgern daraus, dass das hals-nasen-ohrenärztliche Problem der meisten Kinder mit Adenoiden ursächlich im funktionellen Status mit der offenen Mundhaltung als Haltungsschwäche liegt (Abb. 2-5, 2-6).

Die Tatsache, dass die Mehrzahl der Kinder trotz der Adenoide noch in der Lage ist, ein Lutschhabit auszuüben, bei dem sie problemlos durch die Nase atmen, unterstreicht die Haltungsschwäche als Ursache für den pathologischen Rachenbefund (Abb. 2-7 und Tab. 2.3).

Daraus ergibt sich, dass Kinder mit Adenoiden nicht ausschließlich eine hals-, nasen-, ohrenärztliche Problematik aufweisen. Die funktionellen Hintergründe der Haltungsschwäche schränken den Dauererfolg des operativen Eingriffes ein.

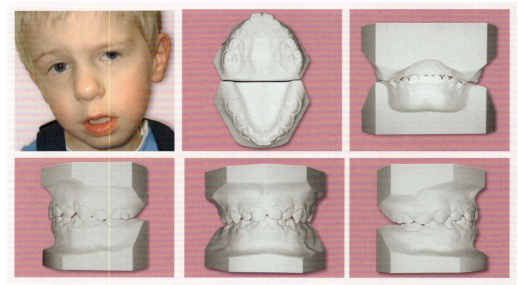

Abb. 2-5: *Junge, 4 Jahre, 3 Monate alt*
Typische adenoide Fazies, das Modell weist bei neutraler Bisslage extrem schmale Zahnbögen im
Ober- und Unterkiefer aus, der Mundboden ist tief als Folge der kaudalen Zungenruhelage

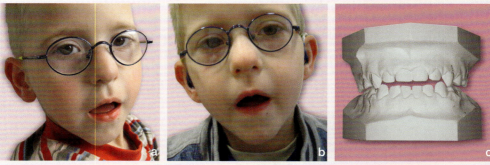

Abb. 2-6: *Junge, 4 Jahre, 8 Monate alt vor 2. Adenotomie*
a: *Die offene Mundhaltung mit der interdentalen Zungenlage charakterisiert die adenoide Fazies.*
b: *Zwei Monate nach Adenotomie ist die offene Mundhaltung unverändert vorhanden.*
c: *Der breite, gleichmäßig offene Biss von 2 mm über die gesamte Schneidezahnbreite ist Folge der*
frontal-interdentalen Zungenlage.

Das bedeutet, dass Kinder mit offener Mundhaltung in hohem Maße risikobelastet für adenoide Vegetationen sind. Deshalb sollte der Therapieansatz immer ein interdisziplinärer sein. Der HNO-Arzt muss diese Zusammenhänge kennen und das Kind vom Kieferorthopäden untersuchen lassen. Er kann entscheiden, wann gleichzeitig eine myofunktionelle Therapie bei einem Logopäden stattfinden soll. Schlafmediziner sind sich darin einig, dass das nächtliche Schnarchen bei Kindern auch ein Risikofaktor für Schlafapnoen im Erwachsenenalter darstellt.

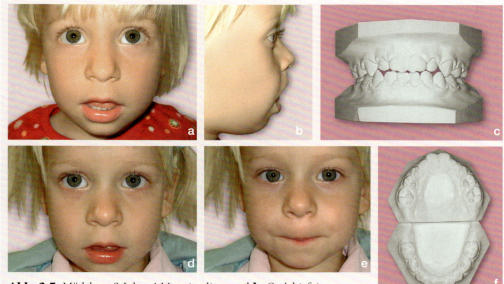

Abb. 2-7: *Mädchen, 3 Jahre 4 Monate alt.* **a** *und* **b:** *Gesichtsfotos vor 2. Adenotomie* **c:** *In Okklusion ist auf dem Modell ein geringer offener Biss erkennbar.* **d:** *Die offene Mundhaltung persistiert auch nach der 2. Adenotomie.* **e:** *Der Mundschluss ist nur bei Aufforderung angespannt und kurzzeitig möglich.* **f:** *Der Modellbefund in Aufsicht weist mit der anterioren Schmalheit des oberen Zahnbogens auf die ungünstige Prognose für die Gebissentwicklung hin.*

Diese Kinder stellen besondere Ansprüche an die kieferorthopädische Prävention und die Frühbehandlung. Die Aufklärung der Eltern ist die Grundlage für eine erfolgreiche Zusammenarbeit.

2.-1.4. Schlafstörungen im Kindesalter

Rolf Hinz

Die Prävalenz von organisch bedingten Schlafstörungen im Kindes- und Jugendalter wird häufig unterschätzt und bleibt unbeachtet. Die notwendige Diagnostik und Therapie unterbleibt, erfolgt zu spät oder wird vielfach nicht befundadäquat durchgeführt.

Dem „Weißbuch Schlafmedizin" der Deutschen Gesellschaft für Schlafforschung und Schlafmedizin (DGSM) ist zu entnehmen, dass, abhängig vom Lebensalter, $^1/_4$ bis $^2/_3$ aller Kinder unter schlafbezogenen Atmungsstörungen leiden.

Bleiben sie unerkannt oder unbehandelt, sind sie Ursache von

• Gedeihstörungen
• Herzerkrankungen
• Infektanfälligkeit
• Hyperaktivität
• Aggressivität
• Sprachstörungen
• Konzentrationsschwäche
• kognitiver Leistungsminderung und sozialem Fehlverhalten.

Pädiater gehen derzeit davon aus, dass für das obstruktive Schlafapnoe-Syndrom im Kindesalter am häufigsten Hyperplasien der Rachen-/Gaumenmandeln und adenoide Wucherungen ursächlich zugrunde liegen. Als Therapieoption wird daher deren operative Entfernung oder Verkleinerung empfohlen.

Dagegen wird zahnmedizinisch davon ausgegangen, dass für die organisch bedingten Einengungen der oberen Atemwege auch Zahnfehlstellungen und Kieferlageanomalien – oftmals in Verbindung mit oralen Dysfunktionen – mit verantwortlich gemacht werden müssen. Unphysiologische Zungenlagen lassen Kieferanomalien entstehen und können dadurch für das Schnarchen und das Schlafapnoe-Syndrom ursächlich sein oder prädisponierende Faktoren darstellen.

Das Obstruktive Schlafapnoe-Syndrom (OSAS) unterscheidet sich bezüglich Ätiologie, Klinik, polysomnographischer Ergebnisse und Verlauf erheblich von Erwachsenen, so dass die Erkenntnisse der Erwachsenen-Schlafmedizin nicht ohne Weiteres auf Kinder übertragen werden können.

Es gilt als bewiesen, dass Kieferanomalien, die im Kleinkindalter erworben werden, lebenslang bestehen bleiben. Sie sind es offensichtlich, die im Erwachsenenalter in Verbindung mit Gewichtszunahme und anderen Begleiterkrankungen die Schlafapnoe herbeiführen. Vor diesem Hintergrund ist die kieferorthopädische Prävention zur Verhinderung von Zahnfehlstellungen und Kieferanomalien, die u. a. zu organisch bedingten Schlafstörungen bei Kindern führen, von nachhaltiger Bedeutung für schlafbezogene Atmungsstörungen im Erwachsenenalter (Hinz 2007).

Ein Konzept zur Aufklärung und Information der Eltern, zur Früherkennung oder Prävention von schlafbezogenen Atmungsstörungen für alle ärztlichen Fachrichtungen, die Kinder behandeln, war bisher nicht vorhanden.

Das allgemeine Wissen über Schlafstörungen und deren Auswirkungen bei Kindern und Jugendlichen sollte nicht nur für die Eltern von Interesse sein, sondern mehr als bisher auch bei den Ärzten und Zahnmedizinern Eingang finden. So wurde von Blunden (2000) festgestellt, dass nur 15 % der Schlafstörungen bei Kindern von Ärzten erkannt werden. Von den Eltern, die Schlafstörungen erkennen, gehen lediglich 20 % mit ihren Kindern zum Arzt.

Aus diesen Gründen schien ein erster Schritt zur gezielten Öffentlichkeitsarbeit im Sinne der Primärprävention geboten, um nicht nur die Eltern aufzuklären, sondern auch die Lehrer mit einzubeziehen, um Kenntnisse über mögliche Ursachen des Aufmerksamkeits-Defizit-Hyperaktivitäts-Syndrom (ADHS) zu vermitteln, damit ggf. mit den Eltern betroffener Schüler Rücksprache genommen werden kann.

Durch zwei 8-seitige Infoschriften für Eltern von Vorschul- und von Schulkindern werden interdisziplinär die Anliegen der Kinder- und HNO-Ärzte, der Kinderpsychologen und der Zahnmediziner gleichermaßen berücksichtigt (Abb. 2-8).

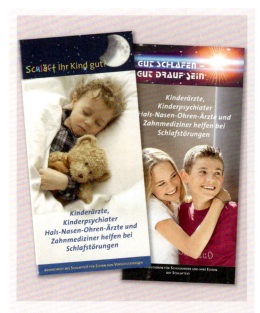

Abb. 2-8: 8-seitige Infoschriften für Eltern von Vorschul- und Schulkindern

Die Beantwortung der Fragen zum Schlafverhalten der Kinder soll den Eltern den „erholsamen Schlaf" ihres Kindes bewusst machen und ggf. veranlassen, den Kinderarzt um Rat zu fragen *(Abb. 2-9)*.

Die Abbildungen der anatomischen Strukturen und möglicher krankhafter Veränderungen der Tonsillen, die als organische Ursache für das Schnarchen verantwortlich sind und zu Schlafstörungen führen können, können auch Ärzten und Zahnmedizinern helfen, bestehende Probleme des Kindes zu erläutern, um die Notwendigkeit einer HNO-ärztlichen Untersuchung und Behandlung zu erklären *(Abb. 2-10)*.

Daneben befasst sich die Infoschrift mit Zahnfehlstellungen, die bei geschlossener Zahnreihe leicht zu erkennen sind und einer kieferorthopädischen Frühbehandlung bedürfen. Es sind zum Teil auch diejenigen Anomalien, die in Verbindung mit Dysfunktionen und Zungenfehllagen zu schlafbezogenen Atmungsstörungen führen *(Abb. 2-11)*.

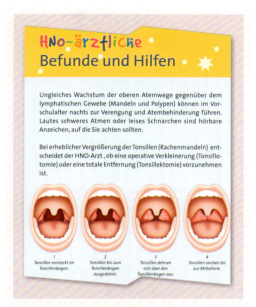

Abb. 2-10: *Darstellung von möglichen Veränderungen im Rachenraum*

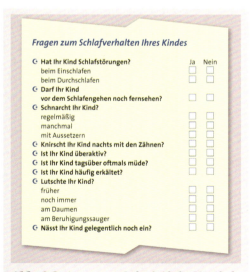

Abb. 2-9: *Auszug aus Infoschrift für Vorschulkinder zum Schlafverhalten*

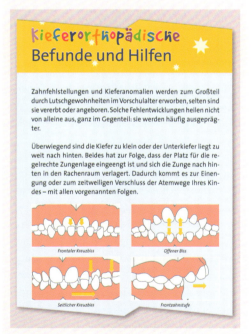

Abb. 2-11: *Zahnfehlstellungen und Kieferanomalien im Milchgebiss*

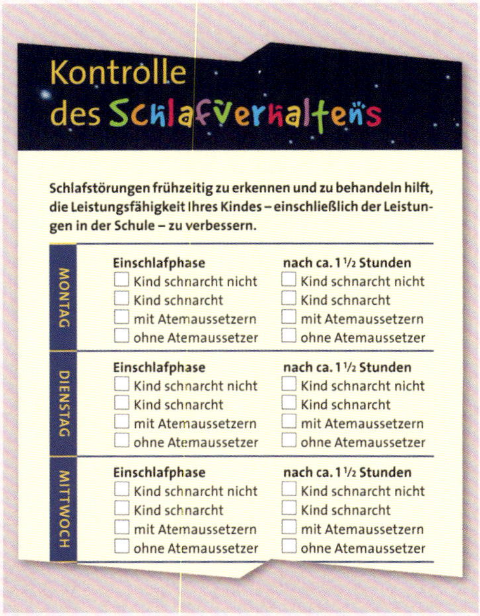

Kontrolle des Schlafverhaltens

Schlafstörungen frühzeitig zu erkennen und zu behandeln hilft, die Leistungsfähigkeit Ihres Kindes – einschließlich der Leistungen in der Schule – zu verbessern.

	Einschlafphase	nach ca. 1 1/2 Stunden
MONTAG	☐ Kind schnarcht nicht ☐ Kind schnarcht ☐ mit Atemaussetzern ☐ ohne Atemaussetzer	☐ Kind schnarcht nicht ☐ Kind schnarcht ☐ mit Atemaussetzern ☐ ohne Atemaussetzer
DIENSTAG	☐ Kind schnarcht nicht ☐ Kind schnarcht ☐ mit Atemaussetzern ☐ ohne Atemaussetzer	☐ Kind schnarcht nicht ☐ Kind schnarcht ☐ mit Atemaussetzern ☐ ohne Atemaussetzer
MITTWOCH	☐ Kind schnarcht nicht ☐ Kind schnarcht ☐ mit Atemaussetzern ☐ ohne Atemaussetzer	☐ Kind schnarcht nicht ☐ Kind schnarcht ☐ mit Atemaussetzern ☐ ohne Atemaussetzer

Abb. 2-12: *Kontrolle des Schlafverhaltens*

Darüber hinaus werden nicht organisch-bedingte Schlafstörungen thematisiert, die von Kinderärzten oder Kinderpsychologen ebenfalls frühzeitig erkannt und behandelt werden sollten. Hier werden den Eltern Ratschläge zur Schlafhygiene und Hinweise zum Einschlafen gegeben, um den Kindern zu einem erholsamen Schlaf zu verhelfen.

Da die meisten Kinder nicht mehr im Elternschlafzimmer schlafen, sollten die Eltern auf evtl. Schlafstörungen ihrer Kinder, auch auf gelegentliches Schnarchen oder Röcheln achten sowie deren Schlafverhalten eine Woche lang systematisch kontrollieren und dokumentieren. In der Einschlafphase und ca. $1^1/_2$ Stunden später, wenn die Kinder sich in der Tiefschlafphase befinden, ist der Schlaf zu kontrollieren und durch Aufzeichnungen (einfaches Ankreuzen) festzuhalten, ob das Kind schnarcht, schwer atmet, röchelt oder Atemaussetzer hat. Nach eingehender Untersuchung und Beratung des Kinder-, HNO-Arztes oder des Kieferorthopäden können befundadäquate Maßnahmen bestimmt werden *(Abb. 2-12)*.

Die zweite Infoschrift für Schulkinder und deren Eltern ist dynamischer gestaltet, um Aufmerksamkeit auch bei den Schulkindern selbst zu wecken, da sie auch vorgegebene Fragen eigenständig beantwortet sollen. Und das nicht ohne Grund: Unabhängig voneinander durchgeführte Befragungen von Eltern und Schülern zeigten, dass die Beurteilung des eigenen Schlafes der Kinder sich stark von den Aussagen der Eltern unterscheidet. Die Kinder selbst stellten ihre eigene Schlaferfahrung weitaus detallierter und dramatischer dar, als ihre Eltern darüber berichten konnten.

Inhaltlich und in der Zielsetzung sind beide Infoschriften für Vorschul- und Schulkinder identisch. Für die Schulkinder wurde die Sprache der Jugendlichen bewusst gewählt, damit sie sich persönlich angesprochen fühlen und um das Verstehen der Informationen zu erleichtern, da sie zur aktiven Mitarbeit durch Beantwortung der Fragen zu ihrem Schlaf mit eingebunden sind *(Abb. 2-13)*.

Über das allgemeine Wissen hinaus sollte vermittelt werden, dass „schiefe Zähne" auch etwas mit Schnarchen, Mundatmung, mit verminderter Leistungsfähigkeit bis hin zu Auswirkungen auf die Zensuren zu tun haben können.

Bei Kindern ist das Schnarchen, das auch mit anderen Schlafstörungen gemeinsam auftreten kann, häufig mit verminderten neuropsychischen und psychosozialen Funktionen verbunden. Schnarchen wird mit Aufmerksamkeits- und Intelligenzdefiziten in Verbindung gebracht (Blunden et al. 2005).

Mangels ungenügender Datenlage wurden die Schlafprobleme bei Schulanfängern des Jahrganges 2002 durch die Studie „Gesunder Schlaf für Kölner Kinder" ermittelt. Bei einer Rücklaufquote von 6.629 ausgewerteten Fragebögen (74,2 %) wurden nächtliches Aufwachen (23 %), Einschlafprobleme (10 %) und nächtliche Albträume (14 %) von Eltern angegeben. Hinweise auf schlafbezogene Atmungsstörungen wie Schnarchen (16,5 %), nächtliches Schwitzen (14,8 %), unruhiger Schlaf (12,2 %) sowie Atemaussetzer (1 %) gaben die Eltern an. Bemerkenswert war auch das häufig beobachtete nächtliche Zähneknirschen bei (19,6 %) der Kinder (Kraenz et al. 2003).

Weitere Studien weisen auf das Kardinalsymptom „Schnarchen" bei Kindern hin. Ein obstruktives Schlafapnoe-Syndrom stellte Stores (2001) bei 1–2 % der Kinder fest. Andere Autoren geben

die Prävalenz des OSAS mit 4–5 % an, d. h., wie sie auch bei Erwachsenen beziffert wird (Vella 2003).

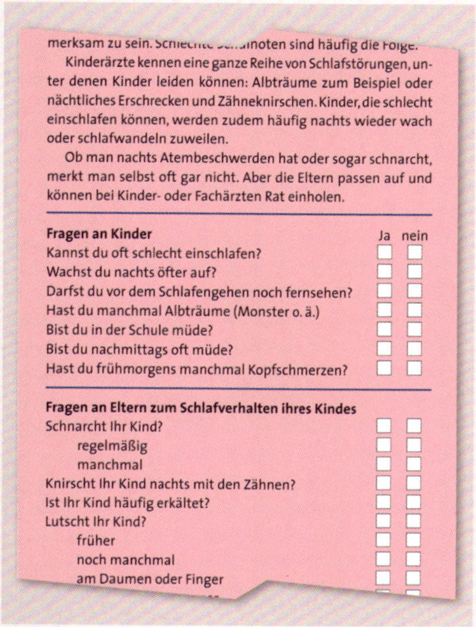

Kraenz et al. (2003) leiteten aus den Elternbefragungen ab, dass anamnestische Erhebungen von Hinweissymptomen für atmungsgebundene Schlafstörungen in der kinderärztlichen Praxis unabdingbar sind, um den mit einer Schlafapnoe assoziierten, organischen Problemen und kognitiven Einschränkungen vorzubeugen. Kinder mit einem Schlafapnoe-Syndrom zeigen dabei nicht eine für das Erwachsenenalter typische Müdigkeit, sondern eher ein hyperaktives und auffälliges Verhalten. Deshalb ist eine routinemäßige Erfassung der OSAS-Leitsymptome – Schnarchen, unregelmäßige Atmung, Nachtschweiß, morgendliche Mundtrockenheit, Blässe, Kopfreklination – in der kinderärztlichen Praxis von eklatanter Bedeutung.

Abb. 2-13: *Fragen zum Schlafverhalten an Kinder und Eltern*

Die beschriebenen epidemiologischen Untersuchungen von Kinderpsychiatern und Kinderpsychologen aus Köln befassten sich schwerpunktmäßig mit nicht-organisch bedingten Schlafstörungen und legten ein Konzept zu deren Behandlung vor, da psychologische Behandlungsansätze für den Altersbereich von 4 bis 13 Jahren bisher fast gänzlich fehlten. Das Programm sieht insgesamt sieben Einzel- oder Gruppensitzungen vor. Diese Gruppensitzungen sind für die Dauer von jeweils 90 Minuten angelegt, die im wöchentlichen Abstand durchgeführt werden. Die Gruppengröße sollte 6 bis 10 Eltern bzw. ein Elternteil umfassen. In den Sitzungen werden den Eltern Informationen zum Schlaf, zur Schlafhygiene, zu Ängsten und Schlaf, zu Ein- und Durchschlafproblemen, Albträumen, Nachtschreck und Schlafwandel gegeben sowie Strategien entwickelt, wie das Kind hinsichtlich der Schlafgewohnheiten positiv zu beeinflussen ist. Kinder mit Schlafstörungen als Folge von organischen Grunderkrankungen sind in diesem Programm grundsätzlich ausgeschlossen (Fricke, Lehmkuhl 2005).

Das vorliegende Behandlungsprogramm der Kinderpsychiater kann auch als Ergänzung zur Behandlung von Grunderkrankungen mit den hieraus entstehenden Schlafstörungen eingesetzt werden (Fricke, Lehmkuhl 2006).

Aus Sicht der Pädiater sind je nach individueller Befundkonstellation organischer Ursachen der OSAS die Adenotomie und/oder Tonsillektomie indiziert und in Ausnahmefällen die positive Atemwegsdrucktherapie (CPAP). Bei Therapieresistenz sind weitere invasive chirurgische Verfahren möglich (Wiater et al. 2002).

Einziger Hinweis auf die Prävalenz organisch-bedingter Ursachen von Schlafstörungen ist eine epidemiologische randomisierte Studie zur Feststellung der tonsillären Hypertrophie, die in Denizli (Türkei) an zwei Grundschulen mit 1.211 Kindern im Alter zwischen 6 und 13 Jahren durchgeführt wurde. Dabei wurde die Größe der Tonsillen auf einer 5-Punkte-Skala sowie das Gewicht der Kinder bewertet und eine Elternbefragung nach begleitenden Symptomen und Wechselwirkungen zur Tonsillenhypertrophie durchgeführt. Bei 11 % der untersuchten Schulkinder wurde eine Tonsillenhypertrophie mit statistisch ausgewertetem Auftreten von Tonsillitiden, habituellem Schnarchen, Apnoen und Mundatmung festgestellt (Kara et al. 2002).

Nach Hohenhorst (2006) ist für die Ausbildung der Schnarchsymptomatik die Hyperplasie des Waldeyerschen Rachenringes ein entscheidender ätiologischer Faktor. Die Hyperplasie selbst sei wiederum sowohl Folge als auch Ursache einer behinderten Nasenatmung. Diese führt z. B. bei adenoider Vegetationen oder auch bei Allergien zwangsläufig zur Mundatmung, die wiederum durch Austrocknen der Schleimhaut zu einer

chronischen Pharyngitis mit konsekutiver, reaktiver Hyperplasie des lymphatischen Gewebes führt. Damit ist ein Circulus vitiosus eröffnet, der unbehandelt erst in der Adoleszenz durch vermehrtes Wachstum des Gesichtsskeletts und Regression des lymphatischen Gewebes endet.

Repräsentative Daten über die Verbreitung organischer Ursachen schlafbezogener Atmungsstörungen, die auch Zahnfehlstellungen und Kieferlageanomalien als mögliche Ursachen mit einschließen, lagen bisher nicht vor und waren auch in der Fachliteratur nicht präsent.

Um das Schlafverhalten und Schlafstörungen von Schulkindern festzustellen, wurde eine Elternbefragung von gleichaltrigen Kindern eines Jahrgangs in einer westfälischen Stadt durchgeführt. Es sollten in erster Linie schnarchende Kinder im Durchschnittsalter von 9,5 Jahren ermittelt werden. Durch weitergehende klinische Untersuchungen war zu klären, welche Prävalenz HNO-ärztliche Befunde zum operativen Eingriff aufweisen und welcher Art und Umfang Zahnfehlstellungen und Kieferanomalien bei den schnarchenden Kindern sind.

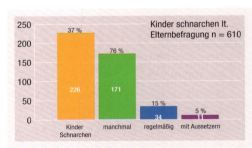

Abb. 2-14: *Häufigkeit und Art des Schnarchens von n = 610 Kinder*

Nach Auswertung von n = 610 Elternbefragungen schnarchen n = 226 (37,4 %) der Kinder, davon 76 % manchmal, 15 % regelmäßig und mit Aussetzern 5 %. Tagesmüdigkeit wurde mit 21,3 % von den Eltern angegeben.

Die Frage nach nächtlichem Bettnässen – häufig ein Hinweis auf Begleiterscheinungen einer Schlafapnoe – wurde bei 28 der Kinder angegeben, von denen 19 Kinder schnarchten (hochsignifikant p>0,001). Das nächtliche Zähneknirschen wurde bei 18,4 % der Kinder von den Eltern bemerkt.

Von 226 schnarchenden Kindern wurden 115 zufällig – nach alphabetischer Reihenfolge – für eine klinische interdisziplinäre Untersuchung ausgewählt und deren Eltern angeschrieben. Es erschienen 27 Jungen (von 44) und 40 Mädchen (von 71 einbestellten Kindern).

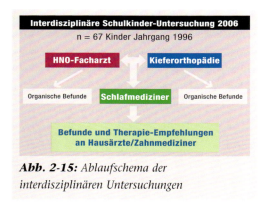

Abb. 2-15: *Ablaufschema der interdisziplinären Untersuchungen*

Ziel der interdisziplinären Untersuchung war die Frage nach der Prävalenz organisch-bedingter Ursachen bei den 67 Kindern mit Schnarchsymptomatik. Zu klären war auch, ob die Ursachen durch HNO-ärztliche Befunde oder durch Zahnfehlstellungen und Kieferanomalien bedingt waren.

Ergebnisse der HNO-ärztlichen Untersuchungen

Bei 61 % wurde kein pathologischer HNO-ärztlicher Befund festgestellt, d.h., die Kinder hatten weder hyperplastische Tonsillen noch adenoide Wucherungen, die möglicherweise die Atmung erschweren.

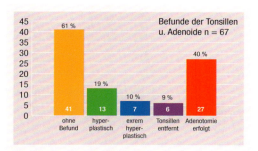

Abb. 2-16: *HNO-ärztlicher Tonsillen- und Adenoiden-Befund*

Bei 9 % waren die Tonsillen entfernt und bei 40 % dieser Kinder war bereits eine Adenotomie vorgenommen worden. Hyperplastische Tonsillen hatten 19 % und extrem hyperplastische Tonsillen mit Operationsoption lagen bei 10 % vor.

Die statistische Auswertung zeigt, dass die Adenotomie das Schnarchen signifikant nicht abstellt und auch die Ausprägung des Schnarchens „manchmal" oder „regelmäßig" dadurch nicht beeinflusst wird.

Auch weitere klinisch-relevante HNO-Untersuchungsbefunde wie Septumdeviationen, Nasenmuschelhyperplasien, Mittelohrprobleme oder behinderte Nasenatmung zeigen trotz des zahlenmäßigen Auftretens keinen statistischen Zusammenhang der Befunde mit der Ausprägung des Schnarchens.

Ergebnisse der kieferorthopädischen Untersuchung

Bei der überwiegenden Anzahl der untersuchten Kinder (58 %) lag eine neutrale Bisslage (KL I) vor. Die Rücklage des Unterkiefers bei den KL II/1 oder KL II/2 betrug 37 %, während die Kl III nur bei 4 % diagnostiziert wurde.

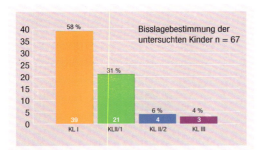

Abb. 2-17: *Bestimmung der Bisslage nach ANGLE-Klassen*

Weitere Zahnfehlstellungsanomalien können zusammen mit den Abweichungen der regelrechten Bisslage auftreten.

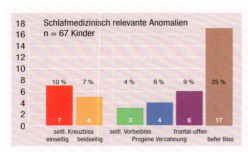

Abb. 2-18: *Zahnfehlstellungen unabhängig von der Bisslage*

Neben den Bisslageabweichungen können bei den Kindern mit Neutralbisslage, bei Kindern mit Rücklage des Unterkiefers oder bei progenem Formkreis auch Fehlstellungen einzelner Zähne oder Zahngruppen – auch mehrfach – auftreten.

Von den untersuchten 67 schnarchenden Kindern waren 24 % ohne kieferorthopädischen Befund. Besonders auffällig waren der tiefe Biss über 3 mm bei 25 % und die Kreuzbisse der Seiten- und Frontzähne bei 23 %, die auf einen zu schmalen Oberkiefer hinwiesen.

Der Kreuzbiss einseitig war mit 10 %, beidseitig mit 7 % und die progene Verzahnung mit 6 %

vorhanden. Ein zu schmaler Oberkiefer wurde bei 52 % der Kinder festgestellt.

Als „Schmalkiefer-Kriterien" galten die Differenz der Sollweiten im Bereich der ersten Prämolaren, die größer als 4 mm bei Anwendung der Kölner-Sollzahlen-Formel waren.

Therapieempfehlung nach klinischer Untersuchung

Die Therapie-Empfehlungen an Hausärzte und Zahnmediziner der klinisch untersuchten Kinder (n = 67) wurde anhand der Befundbögen vorgenommen. Danach bestand der hauptsächliche Behandlungsbedarf bei den diagnostizierten Zahnfehlstellungen und Kieferanomalien (73 %), gefolgt von weiteren schlafmedizinischen Beratungen (42 %) und der Empfehlung für einen Allergietest (31 %).

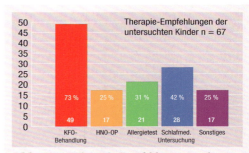

Abb. 2-19: *Therapie-Empfehlungen nach klinischer Untersuchung*

Die Empfehlung HNO-ärztlicher Eingriffe (HNO) war eher in der Minderzahl (25 %). Eine Mehrfachempfehlung (KFO und HNO-Therapie) war bei 15 % der Patienten notwendig.

Die Tabelle zeigt, dass die Empfehlung zu einer kieferorthopädischen Weiterbehandlung statistisch signifikant häufiger ausgesprochen wurde (statistisch signifikant mit p < 0.001; Chi 2 Anpassungstest auf Gleichverteilung) als die

Tabelle 2	Häufigkeiten der empfohlenen Therapie-Art der n = 67 Kinder mit Schnarchsymptomatik	
	n	**%**
nur KFO	39	58
nur HNO	8	12
KFO und HNO	10	15
weder noch	10	15

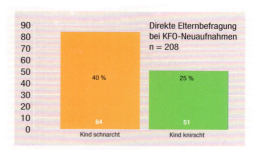

Abb. 2-21: *Elternbefragung zum Schnarchen und Knirschen der Kinder vor kieferorthopädischer Behandlung*

Empfehlung zu einem operativen HNO-ärztlichen Eingriff.

Durch diese Ergebnisse wird der Stellenwert der kieferorthopädischen Behandlung und einer kieferorthopädischen Prävention unterstrichen.

Frage nach früheren Lutschgewohnheiten

Aus der Elternbefragung war zu entnehmen, dass bis auf drei Kinder alle anderen früher Lutsch-

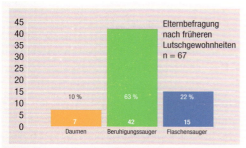

Abb. 2-20: *Art der Lutschgewohnheiten bei schnarchenden Kindern*

gewohnheiten – meistens bis zum vollendeten 3. Lebensjahr – hatten. Lutschgewohnheit am Beruhigungssauger wurde am häufigsten angegeben.

Elternbefragungen vor KFO-Neuaufnahmen

Eine direkte Elternbefragung anlässlich Neuaufnahme zur KFO-Behandlung, also von Kindern, bei denen vorher eine Kieferanomalie festgestellt worden war, wurde in zwei kieferorthopädischen

Fachpraxen und einer KFO-Abteilung einer Universitätspoliklinik vorgenommen (n = 210 Kinder): Die Frage, ob das Kind manchmal oder regelmäßig schnarcht, wurde 84 mal mit ja (40 %) beantwortet. Nächtliches Knirschen wurde von den Eltern bei 51 Kindern (25 %) beobachtet.

Auch das Ergebnis dieser Elternbefragung weist darauf hin, dass Zahnfehlstellungen und Kieferanomalien mit schlafbezogenen Atmungsstörungen im Zusammenhang stehen.

Das betrifft auch den „Bruxismus", der sich nachts durch periodisch auftretende stereotype Bewegungsstörungen des Kausystems durch Knirschen oder Pressen der Zahnreihen aufeinander geräuschvoll bemerkbar macht. Der Bruxismus ist vermutlich ein multifaktorielles Geschehen, das durch eine Reihe von parafunktionellen Aktivitäten hervorgerufen wird und unphysiologische Auswirkungen an Zähnen, Parodontien, Kaumuskulatur oder Kiefergelenken nach sich zieht. Ein Schutz der Zähne ist geboten und der Versuch zu unternehmen, eine Entspannung der Muskulatur herbeizuführen.

Hirsch und John wiesen bereits 2003 darauf hin, dass das Kindes- und Jugendalter im Entwicklungsprozess von Craniomandibulären Dysfunktionen (CMD) eine zentrale Rolle zu spielen

scheint, obgleich die tatsächlichen Zusammenhänge nach wie vor ungeklärt seien.

In einer umfangreichen Untersuchung von
1.011 Kindern und Jugendlichen im Alter zwischen 10 – 18 Jahren (Sehrer 2006), die anamnestisch befragt und klinisch untersucht wurden,
sollte geklärt werden, inwieweit der Bruxismus
als Risikofaktor für Craniomandibuläre Dysfunktionen bei Kindern und Jugendlichen anzuneh-
men ist.

12 % der Befragten gaben Bruxismusaktivitäten
an, die teilweise auch CMD-Schmerzsymptome
aufwiesen. Darüber hinaus zeigten 36 % der Untersuchten Schliff-Facetten an den Frontzähnen
als Folgen unbemerkter oder vergangener Folgen
von Knirschgewohnheiten.

Untersuchungen von Kindern im Einschulalter
in Köln (n = 6.629) ergaben, dass 19,1 % nachts
mit den Zähnen knirschten und 16,6 %
schnarchten (Kraenz et al. 2004).

Schlafmedizinisch wird der Bruxismus als dritt-
häufigste Parasomnie klassifiziert, wodurch der
erholsame Schlaf der Kinder gestört wird.

Untersuchungen im Schlaflabor (Herrera et al.
2006) ergaben, dass die unfreiwilligen mandibulären Bewegungen mit Zähneknirschen besonders im Schlafstadium 2 und in der REM-Phase
auftreten und zu Mikro-Arousel (Weckreaktio-
nen) führen. Dieser höhere Arousel-Index durch
das Bruxieren wird mit dem Aufmerksamkeits-
Defizit-Hyperaktivitäts-Syndrom (ADHS) bei Kindern im Zusammenhang gesehen.

Prognose des kindlichen Bruxismus

Uneinheitlich ist auch die Prognose des kindlichen Bruxismus: Während die einen das Bruxieren als „physiologisch" betrachten, da beim

Zahnbruch die Milchzähne erst ihre künftige
Okklusion finden müssten und die Bildung der
Rezeptoren im Zahnhalteapparat nicht gestört
werden sollte (Meier 2008), beurteilen andere als
Ergebnis ihrer Untersuchungen, dass kindlicher
Bruxismus als Voraussetzung für die gleiche
Parafunktion im Erwachsenenalter gelten kann
(Carlson et al. 2003). Eine Zunahme der Bruxis-
musaktivitäten über einen Zeitraum von über 20
Jahren stellten auch Engermark et al. (2001) fest,
so dass Sehrer (2006) zu dem Schluss kommt,
dass Bruxismus ein langwieriges, im Kindesalter
entstehendes Phänomen zu sein scheint.

Therapie des Bruxismus bei Erwachsenen

Während die Schlafmedizin für bruxierende
Patienten keine Therapieoptionen besitzt, bietet
die Zahnmedizin – bisher ausschließlich für Erwachsene – Behandlungen an, um schädliche
Folgen an den Zähnen und orale Dysfunktionen
durch die überangestrengten Muskelaktivitäten
zu vermeiden.

Neben Empfehlungen zu Entspannungsübungen
werden Okklusionsschienen und andere Aufbiss-
behelfe zur reversiblen Behandlung von Craniomandibulären Dysfunktionen als zahnärztliche
Standard-Therapie – bei Erwachsenen – eingesetzt. Sie sollen vor Abrieb der Zähne schützen
und zur Reduktion parafunktioneller Aktivitäten
– wie denen des zentrischen und exentrischen
Bruxismus – dienen, wie aus der Stellungnahme
der Fachgesellschaften und der DGZMK hervor-
geht (DZZ 2005).

Therapie des Bruxismus bei Kindern

Sinnvoller wäre es, eine kausale Therapie frühzeitig einzuleiten, um den Verhaltensmechanis-
mus im Ursprung zu stoppen, zumal die Vermu-
tung nahe liegt, dass der Bruxismus bei den Kindern als prädisponierender und initiierender

Faktor eine bedeutende Rolle spielt (Hinz et al. 2008).

In der Literatur wird von verschiedenen Autoren eine CMD-Prävention auf der Basis einer Bruxismustherapie bereits im Kindes- und Jugendalter für sinnvoll gehalten, um eine Manifestation von CMD bis in das Erwachsenenalter zu vermeiden.

Das war der Anlass, eine Schiene aus Silikon als Fertiggerät zu konstruieren, die im Milch- und Wechselgebiss sowie nach abgeschlossenem Zahnwechsel bis zum Durchbruch der 12-Jahrmolaren problemlos nachts getragen werden kann.

Das Gerät mit dem Namen BRUXI® wird nur in einer Größe für das Wechselgebiss hergestellt und kann leicht für das Milchgebiss – anhand eingearbeiteter Markierungen – gekürzt werden (Abb. 2-22).

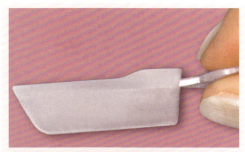
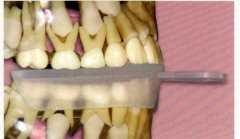

Abb. 2-23: Silikonschiene von der Seite

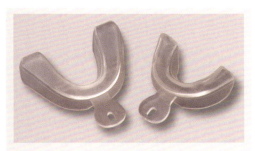

Abb. 2-22: Silikonschiene BRUXI® in Originalgröße (links) und für das Milchgebiss gekürzt (rechts)

Die Schiene ist so gestaltet, dass eine gleichmäßige Druckverteilung beim Aufbeißen entsteht. Eine kleine Grifflasche erleichtert das Einsetzen und Herausnehmen des Gerätes (Abb. 2-23).

Diese Schienen werden derzeit auf Akzeptanz, Haltbarkeit und Wirkung in einer Studie untersucht. Erste Erfahrungen zeigen, dass bereits dreijährige Kinder diese elastischen konfektionierten Geräte akzeptieren. Nach wenigen Wochen wird eine Tragepause empfohlen, um zu überprüfen, ob die Bruxismusaktivitäten nachgelassen haben oder gänzlich aufgehoben wurden.

Die Anwendung vorgefertigter Geräte ist wirtschaftlicher als individuell hergestellte Kunststoff-Schienen, da sie keine Abformmaßnahmen und weiteren technischen Aufwand benötigen. Individuell hergestellte Okklusionsschienen sind zudem nicht nur in der Herstellung aufwändiger, sondern für Kinder auch ungeeignet, da Zahnwechsel und physiologische Zahnstellungsänderungen die Tragefähigkeit einschränken.

Während die Erwachsenenbehandlungen mit „Michigan-Schienen" aus hartem Kunststoff überwiegend angewandt werden, wird auch weichen Okklusionsschienen die gleiche Wirksamkeit bei Bruxismusbeschwerden nicht abgesprochen (Türp 2003).

Die Diagnostik und wirksame Behandlungsmaßnahmen bruxierender Kinder – apparativ ggf. mit zusätzlichen Entspannungsübungen – verlangen interdisziplinäres Zusammenwirken für die jeweils betroffene Altersgruppe und weitere Studien, über die Wirksamkeit von Therapien, um das Bruxieren einzudämmen.

Schlafbezogene Atmungsstörungen durch Kieferanomalien

Intraorale mandibulargeführte Protrusionsgeräte wie sie bei Erwachsenen bei leichter bis moderater Schlafapnoe-Behandlung angewandt werden, sind für Kinder und Jugendliche nicht indiziert, da durch die nächtliche kontinuierliche Unterkiefervorverlagerung eine Wachstumsanpassung erfolgt und bei neutraler Bisslage (KL I) eine Progenie hervorgerufen werden kann (Rose 2005).

Schlafmedizinisch relevante Kieferanomalien werden bei nicht regelrechter Lage der Zunge und deren fehlerhafter Funktion vermutet. Durch einen zu schmalen Oberkiefer – häufig die Folge von schädlichen Lutschgewohnheiten – geht der „Parkraum" für die Zunge im vorderen Oberkieferbereich verloren. Die dorsal-kaudale Zungenruhelage engt den Oropharynx ein und es kann zum zeitweiligen Verschluss des Atemwegs kommen. Gestützt wird diese Annahme durch Kieferanomalien bei Erwachsenen mit Schlafapnoe-Syndrom, die deutliche Impressionen der unteren Seitenzähne am seitlichen Zungenrand aufweisen.

Durch Vergrößerung des oberen Zahnbogens, Einstellung des zurückliegenden Unterkiefers in seine regelrechte neutrale Bisslage und Vergrößerung des Mundinnenraumes durch Hebung des tiefen Bisses ist es bei Kindern und Jugendlichen möglich, das Schnarchen und die Atemaussetzer zu beheben, was klinisch nachgewiesen wurde. Deutliche Veränderungen sind in diesen Fällen auch an Fernröntgen-Seitenaufnahmen zu erkennen, da eine Erweiterung des Posterior Airway Space (PAS) sichtbar wird (Hinz et al. 2006, *Abb. 2-25, 2-26).*

Kasuistische Einzelfälle zeigen, dass kieferorthopädische Frühbehandlungen ab dem 4. Lebensjahr das OSAS kausal beseitigen können, wenn die morphologischen Abwegigkeiten, wie große Frontzahnstufen, beseitigt und die damit verbundenen Fehlfunktionen – besonders die der Zunge – behoben werden:

Bei einem viereinhalbjährigen Mädchen mit einer großen Frontzahnstufe und zurückliegendem Unterkiefer wurde ein nicht eingeschliffener modifizierter Aktivator mit einer „Spielperle" zur anterioren Verlagerung der Zunge eingesetzt. Der Apnoe-Hypop-Index (AHI) ging von 6,3 auf 1,8 nach 9 Monaten und nach 18 Monaten auf 1,4 zurück. Die KL. II wurde behoben, der intermaxilläre Raum vergrößert, die Zunge nach anterior orientiert und das Zungenbein nach unten und nach vorn eingestellt.

Mit dem oben beschriebenen „modifizierten Monoblock" wurde eine Studie durchgeführt, deren Dauer 6 Monate betrug. An dieser nahmen 10 Jungen und 10 Mädchen mit leichter OSAS im Alter von 4 – 8 Jahren teil. Der Mittelwert der Obstruktionen betrug zu Beginn 7,88 +/- 1,81 und nach 6 Monaten Monoblockbehandlung 3,66 +/- 6,80 ($p > 0.001$). Daraus wurde die Schlussfolgerung gezogen, dass die modifizierten Monoblock-Apparaturen geeignet sind, um bei Kindern mit milder Schlafapnoe als therapeutische Alternative effektiv eingesetzt zu werden (Cozza et al. 2004).

Enuresis (Bettnässen, d. h. unfreiwillige Urinausscheidung während des Schlafes) hängt mit Schlafstörungen zusammen und betrifft Jungen stärker als Mädchen. Es gibt eine hohe Enuresis-Prävalenz bei Kindern mit Verdacht auf Schlaf-

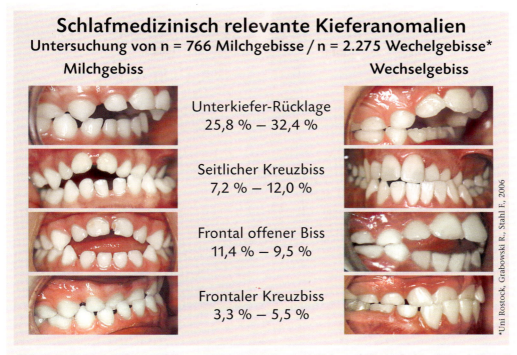

Schlafmedizinisch relevante Kieferanomalien
Untersuchung von n = 766 Milchgebisse / n = 2.275 Wechelgebisse*

Milchgebiss   **Wechselgebiss**

Unterkiefer-Rücklage
25,8 % – 32,4 %

Seitlicher Kreuzbiss
7,2 % – 12,0 %

Frontal offener Biss
11,4 % – 9,5 %

Frontaler Kreuzbiss
3,3 % – 5,5 %

*Uni Rostock, Grabowski R., Stahl F., 2006

Abb. 2-24: *Schlafmedizinisch relevante Kieferanomalien im Milch- und Wechselgebiss (s. auch Kap. 3)*

Atmungsstörungen. Dies könnte sowohl auf die Auswirkung der OSAS mit Wach-Unterbrechungen als auch auf Sekretion von Urin-Hormonen zurückzuführen sein (Brooks et al. 2003).

Funktionskieferorthopädische Geräte können auch bei Kindern angewendet werden, die auf eine konventionelle Behandlung gegen nächtliche Eunuresis nicht ansprechen, soweit sie eine Rücklage des Unterkiefers aufweisen und eine Schlafapnoe mit mangelnder Hormonausschüttung haben (Robertson 2004).

In zwei anderen Fallberichten werden positive Ergebnisse der kieferorthopädischen Behandlung eines 8-jährigen Mädchens und eines 6½-jährigen Jungen mit schlafmedizinisch nachgewiesenem schwergradigem OSAS beschrieben. Im ersteren Fall bestand bei nächtlicher Mundatmung ein skelettal schmaler Oberkiefer, der durch eine forcierte Gaumennahterweiterung und später durch einen Funktionsregler behandelt wurde.

Bei dem Jungen wurde eine Fränkel-Apparatur vom Typ II eingesetzt – ein funktionsregelndes Gerät –, um bei spinaler Muskelatrophie den oberen Schmalkiefer und die mandibuläre Retrognathie zu beheben. In beiden Fällen konnte die obstruktive Schlafapnoe durch kieferorthopädische Maßnahmen erfolgreich behandelt werden.

Bei Kindern führen bereits geringe Dimensionsveränderungen der oberen Luftwege zur Verringerung des Atemwegswiderstands (Rose 2006).

In einer Studie mit 42 Kindern mit Mundatmung, Schnarchen und nächtlichen Apnoen (lt. Anamnese) und einer durch engen Oberkiefer gekennzeichneten Malokklusion, die durch posterior-anteriore kephalometrische Beurteilung fest-

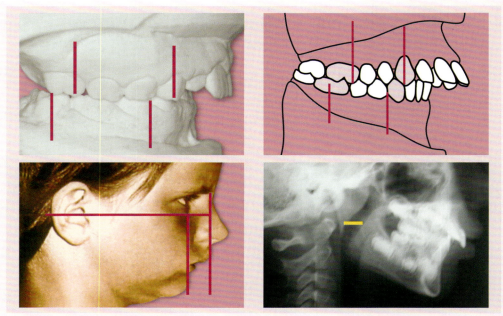

Abb. 2-25: *Kieferanomalien und Schnarchen (s. auch Kap. 1.-3.3.)*

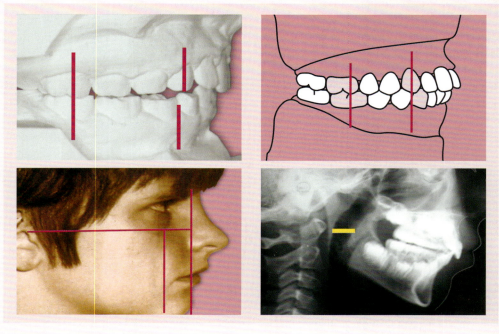

Abb. 2-26: *Einstellung in den Neutralbiss (KL.I)*

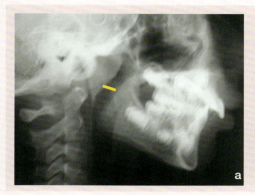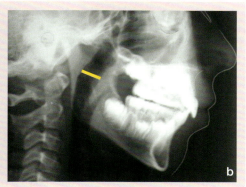

Abb. 2-27: *Wirkung einer kieferorthopädischen Behandlung*
a) Behandlungsbeginn PSA occl. 8 mm, b) nach 12 Monaten PAS occl. 15 mm

gestellt wurde, ist eine Therapie mit einer Gaumennaht-Erweiterungsapparatur durchgeführt worden. In allen Fällen fanden die Autoren eine Öffnung der mittleren Gaumennaht, was durch intraorale und extraorale Röntgenaufnahmen belegt wurde.

Die Resultate der 42 Untersuchungen zeigen, dass sich durch diese Therapie die nasale Spalte öffnet und das Septum löst, wodurch eine normale nasale Luftströmung wiederhergestellt wird und die obstruktive schlafgestörte Atmung verschwindet.

Somit kann der Kieferorthopäde eine wichtige Rolle bei der interdisziplinären Behandlung von OSAS-Patienten spielen (Pirelli 2005).

Nachdem bewiesen war, dass Unterkieferprotrusions-Schienen bei Erwachsenen leichtere Formen der OSAS beheben können, wurden ähnliche Beobachtungen bei Kindern mit Schnarchsymptomatik gemacht. Während die Behebung des nächtlichen Schnarchens bei Erwachsenen nur symptomatisch möglich ist, konnte Kindern mit Rücklage des Unterkiefers, die eine gleiche Schnarchsymptomatik aufweisen, kausal geholfen werden, da eine dauerhafte Vorverlagerung

durch Wachstumsanpassung möglich ist, was zum täglichen Alltag der Kieferorthopädie gehört. So konnte eine größere Anzahl von schnarchenden Patienten-Kindern durch Kieferumformung und Einstellung in den Neutralbiss vom Schnarchen befreit werden. Zu diesem Zeitpunkt fand eine polysomnographische Kontrolle nicht statt. Der Behandlungserfolg – das Einstellen des Schnarchens – korrelierte mit an Fernröntgen-Seitenaufnahmen sichtbarer Erweiterung des Posterior Airway Space immer dann, wenn für die regelrechte Zungenruhelage der notwendige Platz durch kieferorthopädische Maßnahmen geschaffen war (Hinz 2004).

Das bedeutend aber nicht, dass jede Zahnfehlstellung oder Kieferlageanomalie eine schlafbezogene Atmungsstörung nach sich zieht.

Das „schlafmedizinische Risikokind" kann durch 4 Risiko-Befunde beurteilt werden. Dies ist ohne zusätzlichen Aufwand bei der kieferorthopädischen Befunderhebung möglich (Hinz 2008):
- nach Anamnese
- Dysfunktionen
- KFO-Befund
- FRS-Analyse

Der praxisübliche Anamnesebogen sollte beispielhaft erweitert werden:

ja nein

- ☐ ☐ Hat Ihr Kind Schlafstörungen?
- ☐ ☐ beim Einschlafen
- ☐ ☐ beim Durchschlafen
- ☐ ☐ Schnarcht oder röchelt Ihr Kind?
- ☐ ☐ manchmal
- ☐ ☐ regelmäßig
- ☐ ☐ mit Atemaussetzern
- ☐ ☐ Ist Ihr Kind überaktiv?
- ☐ ☐ Ist Ihr Kind tagsüber oft müde und unkonzentriert?
- ☐ ☐ Ist Ihr Kind häufig erkältet?
- ☐ ☐ Halsentzündungen
- ☐ ☐ War Ihr Kind beim HNO-Arzt in Behandlung?
- ☐ ☐ Mandeln (Tonsillen) wurden entfernt
- ☐ ☐ Polypen (Adenoide Wucherungen) wurden entfernt

Die individuelle Größe eines Zahnbogens (Breite und Länge des Kiefers) wird unter Bezugnahme auf die Breitensumme der oberen vier Frontzähne gewonnen: je breiter die Schneidezähne, umso breiter ist auch der Abstand der Seitenzähne. Ein Index gibt „Soll-Werte" vor, die mit den „Ist-Werten" nach einer Tabelle verglichen

Schlafmedizinisch relevante Risiko-Befunde nach Dysfunktion	
Offene Mundhaltung	
Mundatmung	
Dorso/kaudale Zungenlage	
Viszerales Schlucken	
Artikulationsfehler	
Noch bestehende Habits	
	x = ja

Abb. 2-28: *Befunde von Dysfunktionen, die eine besondere Wirkung auf die Stellung der Zähne und die Lage der Kiefer zueinander haben (s. auch Kap. 3)*

Schlafmedizinisch relevante Risiko-Befunde nach Kieferanomalien	
Oberer Schmalkiefer	mm
Unterer Schmalkiefer	mm
Retrusion der Frontzähne	mm
Engstand der Frontzähne	
Engstand der Seitenzähne	
Große Frontzahnstufen	mm
Unterkieferrücklage (KL. II)	Pb
Unechte Progenie	
Offener Biss	mm

Abb. 2-29: *Kieferorthopädischer Befund nach Kiefermodell-Analyse (s. auch Kap. 3)*

oder anhand der Soll-Zahlen-Formel ermittelt werden. Die Bisslage der Kiefer und Engstände der Zähne werden visuell beurteilt.

Fernröntgenseitenaufnahmen machen beim obstruktiven Schlafapnoe-Syndom sowohl morphologische Charakteristika – neben der Darstellung skelettaler Verhältnisse – als auch Weichteile des Pharynx sichtbar.

Schlafmedizinisch relevante Risiko-Befunde nach FRS		
Kleiner SNA	< 78°*	°
Kleiner SNB	< 77°*	°
Großer SNGn	> 66°	°
Kleiner PAS ML	< 10 mm*	mm
Kleiner PAS Okkl	< 8 mm*	mm
Kleiner PAS NL	< 26 mm	mm

Abb. 2-30: *Winkel und Strecken der Fernröntgen-Risiko-Analyse*
*Hochban W. Hab.-Schrift 1995; Blackwell Wissenschaftsverlag Berlin - Wien

Der zeitweilige Kollaps der oberen Atemwege im Schlaf (Apnoe) wird offensichtlich durch sagittale Verkürzung der Schädelbasis sowie des Ober-

und Unterkiefers in Verbindung mit verlängerten weichen Gaumen und einer Fehllage der Zunge nach kaudal/dorsal hervorgerufen. Zusätzlich kann eine Elongation des Mittel- und Untergesichtes sowie eine retrale Lage der Kiefer die Einengung des Pharynx begünstigen.

Die Beschreibung des hinteren Atemweges, des „posterior airway-space" (PAS), d. h. der Distanz des Zungengrundes zur Rachenhinterwand, geht auf eine Arbeitsgruppe der Stanford-University zurück. Die Einengung bzw. der zeitweilige Verschluss des Atemweges wird durch die im Schlaf reduzierte Muskulatur – besonders bei älteren Menschen – verstärkt.

Hochban (1995) hat als MKG-Chirurg nach seinen umfangreichen Untersuchungen von OSAS-Patienten frühzeitig auf eine notwendige interdisziplinäre Zusammenarbeit hingewiesen.

Er stellte u. a. bei einem Drittel der OSAS-Patienten fest, dass der SNB-Winkel kleiner als 77° war.

Messungen des PAS auf unterschiedlichen Ebenen ergaben, das bei diesen Patienten signifikante sagittale Einengungen des Pharynx bestanden: auf der Oberkieferebene (NL), der Okklusionsebene (Okkl) und der Mandibularebene (ML).

Beim OSAS scheint nach Hochban ein bestimmter Gesichtstyp vorzuherrschen, wobei verkleinerte Werte für SNA, SNB und eine Rotation der Kiefer nach dorsal/kaudal bestehen, die auch die Vergrößerung des Winkels N-S-Go deutlich macht.

Bei der Untersuchung von 540 OSAS-Patienten wurden durch die kephalometrische Analyse von Hochban Durchschnittswerte für den PAS ermittelt, die in einer „Risiko-Box" (Hinz et al. 2008) unter Berücksichtigung der Durchschnittswerte von SNA, SNB und NSGo als das „erhöhte" schlafmedizinische Risiko bei einer kieferorthopädischen Befunderhebung leicht erkennbar sind.

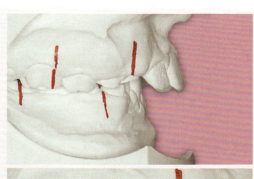
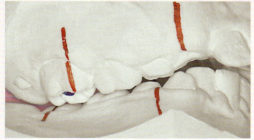
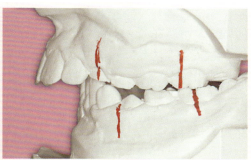

Abb. 2-31: *Kieferorthopädischer Befund eines 10-jährigen Jungen mit einer Schlafapnoe*

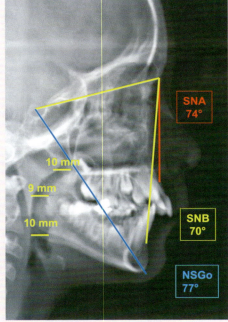

| Schlafmedizinische Risikobox nach FRS (n. Hinz & Heise) | | | | | |
| Basale Kieferrelation | | Wachstumsrichtung | Posterior Airway Space (PSA in mm) | | |
SNA°	SNB°	SNGn°	PSA ML	PSA okkl.	PSA NL
71	69	85	3	4	10
72	70	83	4	5	12
73	71	81	5	6	14
74	72	79	6	7	16
75	73	77	7	8	18
76	74	75	8	9	20
77	75	73	9	10	22
78	76	71	10	11	24
79	77	69	11	12	26
80	78	67	12	13	28
81	79	65	13	14	30
82	80	63	14	15	32
83	81	61	15	16	34
84	82	59	16	17	36
85	83	57	17	18	38
86	84	55	18	19	40
87	85	53	19	20	42
88	86	51	20	21	44
89	87	49	21	22	46
90	88	47	22	23	48
91	89	45	23	24	50
92	90	43	24	25	52
93	91	41	25	26	54

Abb. 2-32: *Erhöhtes schlafmedizinisches Risiko zeigt die Übertragungen in die schlafmedizinische Risiko-Box*

Bei einem Jungen mit einer Rücklage des Unter-Kiefers (KL II/1), einem seitlichen Vorbeibiss und tiefen Biss *(Abb. 2-31)* liegen alle FRS-Analyse-Werte im Bereich des „erhöhten" schlafmedizini-schen Risikos. *(Abb. 2-32)* Ein Screening mit Apnoe-Link weist einen AHI von 19 und RI von 22 auf.

Die Anomalie war durch offene Mundhaltung, Fehllage der Zunge und allgemeine Haltungs-schwäche gekennzeichnet. Außerdem litt der Junge unter Enuresis (unfreiwillige Harnaus-scheidung im Schlaf), die bei Schlafapnoe auf mangelnde Hormonausschüttung zurückzufüh-ren ist (Brooks et al. 2003, Robertson 2004).

Die kieferorthopädische Behandlung wurde mit herausnehmbaren Geräten durchgeführt.

Nach Beendigung der aktiven Behandlung erfolg-te vor der Retentionsphase eine FRS Aufnahme und die Eintragung der schlafmedizinisch rele-vanten Analysewerte in die „Risiko-Box".

Durch die kieferorthopädischen Maßnahmen wurde der Posterior Airway Space deutlich ver-breitert. Die polysomnographische Untersu-chung bestätigte, dass die Schlafapnoe des Jungen kausal beseitigt war. Die Messwerte der FRS waren ebenfalls im „grünen Bereich" der Risiko-Box.

Nicht nur die schlafbezogenen Atmungsstö-rungen, sondern auch das nächtliche Einnässen wurde durch die KFO-Behandlung nachhaltig behoben.

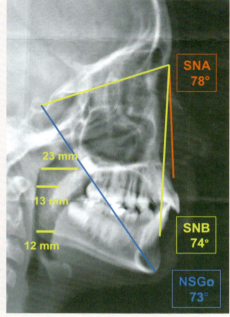

Schlafmedizinische Risikobox nach FRS (n. Hinz & Heise)					
Basale Kieferrelation			Wachstumsrichtung	Posterior Airway Space (PSA in mm)	
SNA°	SNB°	SNGn°	PSA ML	PSA okkl.	PSA NL
71	69	85	3	4	10
72	70	83	4	5	12
73	71	81	5	6	14
74	72	79	6	7	16
75	73	77	7	8	18
76	74	75	8	9	20
77	75	73	9	10	22
78	76	71	10	11	24
79	77	69	11	12	26
80	78	67	12	13	28
81	79	65	13	14	30
82	80	63	14	15	32
83	81	61	15	16	34
84	82	59	16	17	36
85	83	57	17	18	38
86	84	55	18	19	40
87	85	53	19	20	42
88	86	51	20	21	44
89	87	49	21	22	46
90	88	47	22	23	48
91	89	45	23	24	50
92	90	43	24	25	52
93	91	41	25	26	54

Abb. 2-33: *Ambulanter Risiko- und Behandlungsbefund nach 18-monatiger kieferorthopädischer Behandlung*

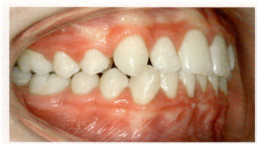
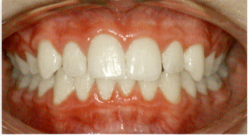

Abb. 2-34: *Das kieferorthopädische Zwischenergebnis nach 1¹/₂-jähriger Behandlung und Beseitigung der Schlafapnoe zeigt die gelungene funktionskieferorthopädische Korrektur der Unterkieferrücklage.*

Schlussfolgerungen

Die epidemiologischen Daten aus Elternbefragungen zu Schlafstörungen ihrer Kinder und die klinischen Untersuchungsergebnisse bei organisch-bedingten schlafbezogenen Atmungsstörungen sowie deren Bewertung führen zu nachfolgenden Schlussfolgerungen:

1. Die Prävalenz organisch bedingter schlafbezogener Atmungsstörungen bei Kindern ist umfangreicher als bisher vermutet.

2. Sie verlangt eine flächendeckende interdisziplinäre Zusammenarbeit der Pädiater, Kinderpsychologen, HNO-Ärzte, Kieferorthopäden und Zahnärzte, ggf. durch Fortbildung der Disziplinen untereinander.

3. Die Selektion der organisch-bedingten Ursachen des Schnarchens und der Schlafapnoe durch Zahnfehlstellungen und Kieferanomalien sind quantitativ häufiger als HNO-ärztliche Befunde, die Grundlage zum operativen Eingreifen sind.

4. Organisch-schlafbezogene Atmungsstörungen, die durch Kieferanomalien, Dysfunktionen und Platzmangel für die Zungenruhelage bedingt sind, können durch noninvasive kieferorthopädische Maßnahmen nachhaltig kausal behoben werden.

5. Erwachsene Patienten mit einer Schlafapnoe weisen zum Großteil – offensichtlich als Primärursache – Kieferanomalien auf, die durch Früherkennung und Behandlung im kindlichen Alter möglicherweise hätten verhindert oder eingeschränkt werden können.

6. Der hohe Anteil von Lutschgewohnheiten bei schnarchenden Kindern – speziell am Beruhigungssauger im Kleinkindalter –, die eine Gefahr für die regelrechte und motorische Entwicklung sind und zur Entstehung oder Progredienz von Kieferanomalien führen, sollte im Sinne einer Prävention auch gegen das Schnarchen und Schlafapnoe dargestellt werden.

7. Der Umfang und die kognitiven Auswirkungen schlafbezogener Atmungsstörungen (SBAS) bei Kindern in ihrer Entwicklung sind den meisten Eltern, aber auch vielen Ärzten und Zahnmedizinern nicht bekannt. Eine gezielte Öffentlichkeitsarbeit ist geboten, um auch nachhaltig die Voraussetzungen für SBAS in das Erwachsenenalter zu verhindern.

Kieferorthopädische Früh- und Normalbehandlungen können bei Kindern und Jugendlichen durch kausale Behandlungen organisch-bedingte schlafbezogene Atmungsstörungen beheben, wie nationale kasuistische Beiträge und internationale Studien belegen, und einen nachhaltigen Beitrag leisten, Gesundheitsrisiken mit hohen Kostenaufwendungen im Erwachsenenalter durch interdisziplinäre Zusammenarbeit zu verhindern.

⊃ 2.-2. Die dynamischen Funktionsstörungen

Rosemarie Grabowski

Die dynamischen, d. h. mehr aggressiven, also aktiven Fehlfunktionen, sind die Dyskinesien und Parafunktionen.

Während generell unter den Dyskinesien fehlerhaft ablaufende Bewegungsabläufe lebensnotwendiger Funktionen verstanden werden, hat Fröhlich die Parafunktionen (Drum führte 1950 den Begriff in die zahnmedizinische Literatur ein) als stereotyp ablaufende Bewegungen nicht physiologischer Funktionen bezeichnet. Zu ihnen zählt die große Zahl unterschiedlichster Habits. Während der Gebissentwicklung sind Lutschgewohnheiten die häufigsten Habits.

Zu den Dysfunktionen zählen außerdem das interdentale Schlucken, die interdentale Lautbildung und andere Sprechfehler sowie spezielle Kaugewohnheiten. Ihr Belastungsfaktor für die Gebissenwicklung resultiert aus der Summation unterschiedlicher dynamischer, aber auch statischer Fehlfunktionen. Nicht selten bereiten einmal entstandene Abweichungen von der regelrechten Okklusion (z. B. durch Lutschen) den Boden für ihr Wirksamwerden.

2.-2.1. Lutschanomalien und funktioneller Status

Das häufige Auftreten von Habits im Mundbereich hat neurophysiologische Grundlagen. Der Mund ist eine besonders sensible Region und erlaubt außergewöhnlich viele Möglichkeiten der rezeptiven Wahrnehmung und der motorischen Reaktion. Das hat vitale Gründe, wie z. B. auf Gefahren schnell und adäquat zu reagieren, d. h., den Mund schnell zu schließen, auszuspucken, auszuatmen u. a. m.

Auch bei seelischen Gefahren wie Stress, Verlassenheitsgefühl und Angst wird der Mund zum Ort psychischer Spannungsabfuhr. Die verhaltenstheoretische Begriffsbestimmung bezeichnet „Habit" zunächst als „Fertigkeit" ohne negative Wertung als:

- Fertigkeit ohne Wertung
- Fertigkeit, die als erworbene Reaktion leicht und unveränderlich anwendbar ist
- Fertigkeit, die erworben wird
- Ergebnis eines Lernprozesses, dem eine Reiz-Reaktionsverbindung zugrunde liegt
- Reaktion des Erfolgs im Sinne einer Bedürfnisbefriedigung
- Bedürfnisbefriedigung nicht als lebensnotwendiger Trieb, sondern als „Lust erleben"

Sergl (1985) vergleicht das „Habit" mit den Übersprungsbewegungen bei Tieren und definiert es als Ersatzhandlung. Reichenbach und Brückl (1992) haben im kieferorthopädischen Sprachgebrauch den Begriff „Habit" negativ belegt und verstehen ihn als Angewohnheit, die zu einer Fehlentwicklung des Gebisses beiträgt. Dabei trennen sie nicht Parafunktionen von Dyskinesien und Haltungsschwächen.

Die Lutschprotrusion und der lutschoffene Biss sind die häufigsten dentoalveolären Veränderungen der Zahnstellung. Ihre Prognose wird in der Regel als günstig bewertet, da sie nach Abstellen der Lutschgewohnheit der Selbstausheilung unterliegen. Immer noch werden die Folgen des Lutschens ausschließlich mit diesen morphologischen Veränderungen der Zahnreihen bewertet. Dabei stellt allein der Verlust der Abstützung der Schneidezähne durch die Lutschprotrusion oder den offenen Biss eine Veränderung des Gebisses in einer „strategisch" wichtigen Region dar. Er ist immer auch ein Verlust regelrechter Okklusionsbeziehungen. Daraus ergibt sich, dass für Kauen, Schlucken und Sprechen andere Verhältnisse vorliegen. So kann eine einmal verloren gegangene Abstützung der Schneidezähne bereits in geringem Ausmaß fehlerhaftes Schlucken und Sprechen verursachen.

Wenn dann noch berücksichtigt wird, dass selbst physiologische Funktionsabläufe u. U. noch keine ausgereiften Funktionsmuster entwickelt haben, d. h., die Umstellung des Schluckaktes und der Spracherwerb sich selbst noch in lebhafter Entwicklung befinden, nimmt es nicht Wunder, dass morphologische, d. h. lokale Belastungsfaktoren vielschichtige Folgen im Sinne von sich aufpfropfenden Dyskinesien nach sich ziehen.

Derzeitig hat sich die Form der Lutschgewohnheiten stark geändert. Der „Beruhigungs"sauger ist modebedingt etabliert (Abb. 2-35). Trotz seiner „angepassten Form" als Gesundheitssauger stellt er dennoch einen Lutschgegenstand dar. Der zeitliche Umfang der täglichen Lutschausübung und vor allem deren Dauer über unterschiedlich lange Zeit bedingen je nach Anlage die Entwicklung unterschiedlicher Gebissanomalien und die Etablierung zusätzlicher Dyskinesien (Abb. 2-36, 2-37).

Auch wenn die Industrie sich mit derzeit 3, vordem 4 Saugergrößen an das Wachstum der Kinder anpasst, werden Lutschgewohnheiten deshalb nicht weniger schädlich. Als derzeit größtes Problem muss wohl die Abkehr von der Nutzung als alleiniger „Beruhigungs"sauger angesehen werden. Vielmehr wird das Straßenbild durch lutschende Kinder bis in die Vorschulzeit geprägt. Das heißt, der Vorteil der Steuerbarkeit der Lutschausübung durch den Sauger gegenüber dem Daumen- und Fingerlutschen ist verspielt. Zahnärzte empfehlen gerade wegen der Möglichkeit des Dosierens des Lutschens den „Schnuller". Im Kapitel Gebissentwicklung wurde das Ende der Säuglingsperiode mit der Einstellung der 1. Milchmolaren definiert. Bald danach stellen sich die Milcheckzähne ein. Die nunmehr lü-

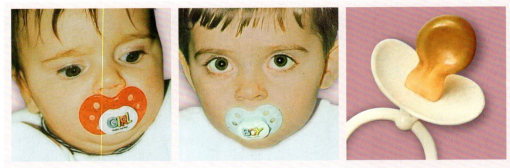

Abb. 2-35:
Das rechtzeitige Gewöhnen an den Beruhigungssauger reduziert Daumen- und Fingerlutschen.

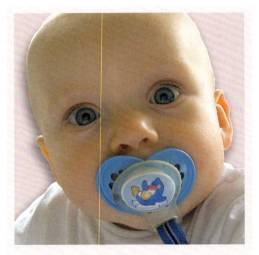

Abb. 2-36: *Säugling, 10 Monate alt*
Auch wenn der Beruhigungssauger noch indiziert ist, seine kritiklose Anwendung ist ein Tribut an die Mode.

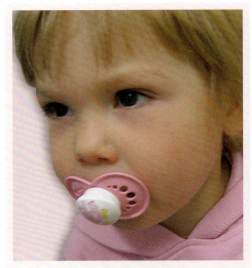

Abb. 2-37: *3,5 Jahre altes Mädchen*
Das Lutschen am Tage ist eine Modeerscheinung geworden.

ckenlose Zahnreihe bietet uneingeschränkte Möglichkeiten der Ernährung mit fester Kost. Deshalb stellt ein Festhalten an Lutschgewohnheiten nach dem 18. Lebensmonat eine schädliche Gewohnheit, also ein Habit dar.

Auch wenn das Lutschen in vielen Lehrbüchern bis zum Ende des 3. Lebensjahres noch als harmlos betrachtet wird, ist es deswegen nicht weniger falsch. Solche Aussagen pauschalieren gefährlich

die unterschiedlichen Lutschfolgen. Es ist möglich, dass ein Kind ohne wesentliche Folgen langjährig lutscht und ein anderes Kind bereits mit zwei Jahren unumkehrbare Folgen davonträgt.

Im Handel sind auch die so genannten „Kirschsauger" noch erhältlich (Abb. 2-38, 2-39). Ihre Wirkung ist besonders ungünstig, weil sie den intraoralen Raum erheblich beanspruchen und dabei die Veränderung der Zungenlage nach kaudal

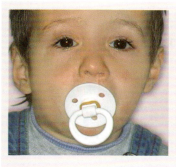
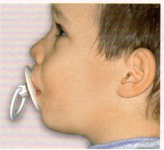
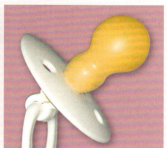

Abb. 2-38: *Junge mit Kirschsauger*

Abb. 2-39a: *1,8-jähriges Mädchen mit ausgeprägter Lutschprotrusion durch Kirschsauger*

b: Spezielle Ausübung der Lutschgewohnheit, Lutschgewohnheit mit Kirschsauger

c: Kirschsauger, die häufige Nutzung hat seine Spuren hinterlassen

d: Die interdentale Zungenlage ist aufgrund der erheblichen sagittalen Schneidekantenstufe sichtbar. Die Entwicklung eines regelrechten Schluckaktes ist gefährdet.

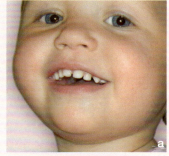
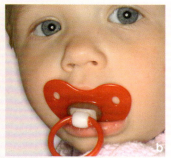
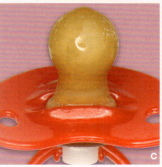
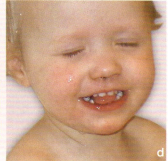

und/oder retropharyngeal begünstigen. Auch die negative Anpassung der perioralen Weichteilkapsel wird beschrieben *(Abb. 2-40)*.

Manche Eltern lieben diese Saugerform, weil das Kind den Sauger auch beim Schlafen nicht verliert, denn er „verhakt" sich hinter den zahnlosen Kieferkämmen oder der Zahnreihe. Gerade dieser Umstand verlängert das tägliche Tragen des Schnullers erheblich.

Was macht moderne Lutschgewohnheiten gefährlich?

Im Kapitel Gebissentwicklung und mundmotorische Entwicklung wurde auf den lang dauernden Prozess der Entwicklung physiologischer Funktionsmuster eingegangen. Andere neue Bewegungsabläufe der Zunge vom Übergang von flüssiger Ernährung zur Aufnahme fester Kost gehören dazu. Übt die Zunge lang anhaltend die in-

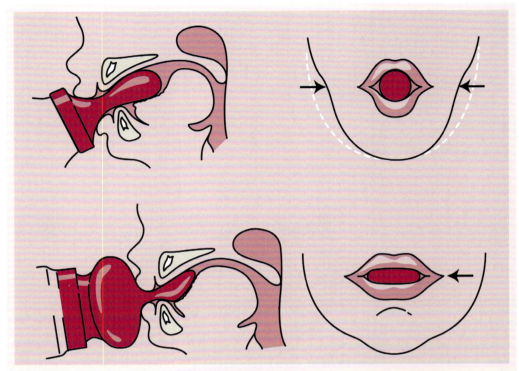

Abb. 2-40: *Schematische Darstellung der Beeinflussung der perioralen und enoralen Muskulatur (Zunge- und Mundboden)*
Langer Sauger mit Kirschform (oben) Kurzer abgeflachter Sauger (unten)

fantilen einfachen Bewegungsabläufe wie beim Lutschen aus, wird der Lernprozess für die anspruchsvollen dreidimensionalen Bewegungsabläufe belastet, wie sie beispielsweise beim Zerkleinern der Nahrung, dem Balancieren des Bolus immer wieder zurück auf den Zungenrücken notwendig sind. Eine solche „Unterforderung" mündet in einer retardierten feinmotorischen Entwicklung und blockiert deshalb geradezu gesetzmäßig auch die Reifung anderer Bewegungsmuster. Viszerales Schlucken und die verzögerte Sprechentwicklung pfropfen sich auf *(Abb. 2-41, 2-42)*. Anhaltende Lutschgewohnheiten belasten also über die retardierte Entwicklung physiologischer Bewegungsabläufe die mundmotorische Reifung *(Abb. 2-36, 2-37)*. Die nicht altersgerechte Entwicklung im orofazialen Bereich ist of-

fenbar noch schwer vorstellbar. Dabei ist die Entwicklung adäquater Funktionsmuster mit den Anforderungen z. B. des Laufenlernens vergleichbar. Beides ist ein Prozess, der nur durch Training erfolgreich ist.

Langjährige Lutschgewohnheiten beeinflussen auch die Ruheweichteilbeziehungen und begünstigen statische Funktionsstörungen.

Kinder, die langjährig ein Lutschhabit ausgeübt haben, werden danach zu „typischen Mundatmern". Der Lutschgegenstand zwischen den Lippen hat deren Kontakt im Sinne eines kompetenten Lippenschlusses verhindert. Die Oberlippe ist kurz, die Unterlippe muss bei Lippenschluss erhebliche kompensatorische Leistungen vollbrin-

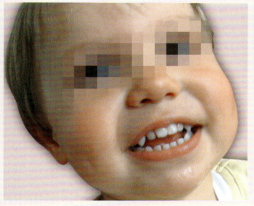
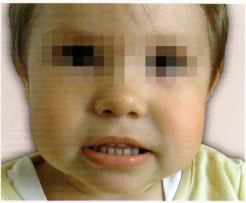

Abb. 2-41: *3,3-jähriges Mädchen*
Anhaltendes Lutschhabit mit Nuckel auch am Tag. Die feuchte Unterlippe dokumentiert den am Tag häufig offen stehenden Mund. Die interdentale Zungenlage in Ruhe, aber auch beim Schlucken und Sprechen haben das Bild des lutschoffenen Bisses typisch verändert. Er ist deshalb zwischen den Schneidezähnen sehr gleichmäßig ausgeprägt wie mit einem Lineal gezogen.

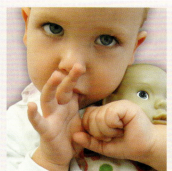
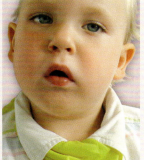
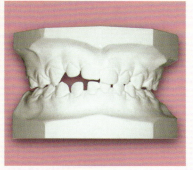

Abb. 2-42: *2,6-jähriges Mädchen*
Das Lutschen mit dem rechten Zeigefinger wird auch am Tage ausgeübt. Der Lippenschluss ist inkompetent. Der ständige Speichelfluss ist Ausdruck der Haltungsschwäche. Das Kind trägt deshalb ein Lätzchen. Asymmetrisch lutschoffener Biss.

Konsequenz: *Auch wenn der asymmetrisch lutschoffene Biss nur geringfügige dentoalveoläre Veränderungen erzeugt hat, ist das Abstellen der Lutschgewohnheit dringend geboten. Sollte sich die offene Mundhaltung nicht gleichzeitig abstellen, ist ein myofunktionelles Training erforderlich. Die Gebissentwicklung muss sorgfältig überwacht werden.*

gen, der Kinnmuskel ist angespannt. Sichtbar wird dies durch die Grübchenbildung am Kinn und im Profil *(Abb. 2-3)* durch die Abflachung des Weichteilkinns. Die pausbackige Auftreibung durch die inadäquate Kontraktion der Wangenmuskeln komplettiert die Situation. Das heißt,

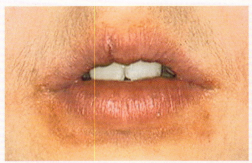
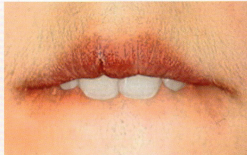

Abb. 2-43: *Hauterosionen durch Lippensaugen und -beißen*

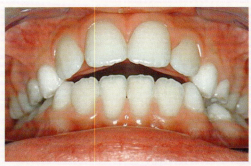
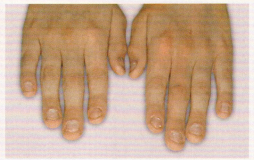

Abb. 2-44: *Fingernägelkauen ist im Schulalter das häufigste Habit.*

mit der Lutschgewohnheit ist es zu einer folgenschweren Veränderung der Ruheweichteilbeziehungen gekommen. Das trifft auch auf Lutschgewohnheiten an Daumen und Fingern zu *(Abb. 2-42)*.

2.-2.1.2. Die Distallage und das Lutschen

Weltweit weisen ca. $^1/_4$ bis $^1/_3$ aller Menschen eine Unterkieferrücklage auf. Sie ist in den Kap. 1 und 3 als anlagebedingt beschrieben. Das bedeutet, dass ein Kind mit einer Unterkieferrücklage (Angle Kl. II, 1) schon von der Anlage her eine vergrößerte sagittale Schneidekantenstufe aufweist *(Abb. 2-45)*. Lutschgewohnheiten ziehen die Entwicklung von Lutschfolgen am Gebiss bei ihnen besonders schnell und umfangreich nach sich. Auch nach Abstellen des Habits wirken sich Lutschprotrusion oder lutschoffener Biss nach-

haltig aus. In den meisten Fällen kommt es im Rahmen der Selbstausheilung zur Entwicklung eines tiefen Bisses. Ein frontal nicht abgestützter Biss ist dagegen immer Ausdruck des Vorhandenseins von Dyskinesien, meistens durch die Zunge, aber auch durch die Lippen oder Wangen bedingt.

Kinder mit einem anlagebedingten Distalbiss haben deshalb per se eine risikobelastete Gebissentwicklung.

Im Schulalter entwickeln Kinder neue Habits wie das Lippensaugen oder Lippenbeißen und Fingernägelkauen, was zu einer stetigen Vergrößerung der Frontzahnstufe führt, die ihrerseits die statischen und dynamischen Funktionsstörungen verstärkt *(Abb. 2-43, 2-44)*.

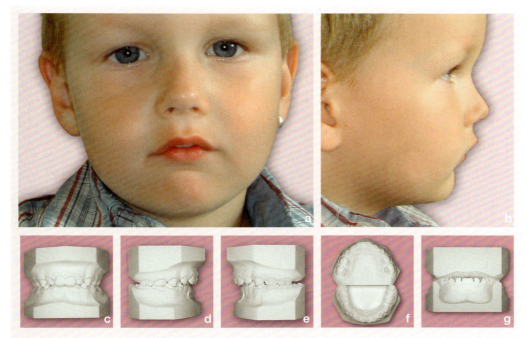

Abb. 2-45: *Junge, 4 Jahre alt, Gesichtsfotos (a, b) und Modelle (c-g)*

Anomalie:	*vergrößerte sagittale Frontzahnstufe von 4 mm bei beidseitigem Distalbiss um eine Eckzahnbreite*
Anamnese:	*Es besteht ein anhaltendes Lutschhabit mit Nuckel, das zeitweilig auch am Tage ausgeübt wird. Das Kind schnarcht nachts häufig.*
Klinischer Befund:	*Der Lippenschluss ist inkompetent, die Oberlippe ist kurz, es besteht eine tiefe Supramentalfalte, bei Mundschluss liegt die Unterlippe interdental. Der Mundboden ist tief (g), lingual weisen die Alveolarfortsätze stark unter sich gehende Bereiche aus.*
Gebissbefund:	*Einzelkiefer: Der Oberkiefer weist keine Halbkreisform auf, er ist anterior schmal.*
Okklusion:	*Sagittal: Overjet 4 mm, Bisslage distal.*
	Vertikal: Es liegt ein nicht abgestützter tiefer Biss vor.

Konsequenz: *Mit 4 Jahren zeichnet sich trotz Lutschhabit am Modell nur eine sagittale Stufe ab, die dem Distalbiss entspricht. Mit dem inkompetenten Lippenschluss, dem nächtlichen Schnarchen und dem tiefen Mundboden haben sich klinisch erkennbare pathologische Veränderungen des Ruheweichteilandrucks ergeben, die die weitere Entwicklung nachhaltig belasten.*

Das Lutschen hat als Habit zur Haltungsschwäche beigetragen. Zusammen mit dem anlagebedingten Distalbiss ergeben sich für das Breitenwachstum des oberen Zahnbogens starke Belastungen. Die mit dem Distalbiss verbundene Stufe impliziert Dyskinesien.

Es ergibt sich dringender Präventionsbedarf:

1. Abstellen des Lutschhabits

2. Mundschlusstraining zur Harmonisierung der Ruheweichteilbeziehungen

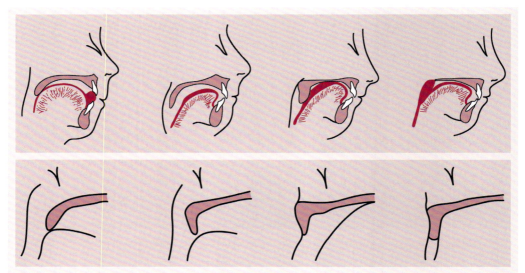

Abb. 2-46: *Vorbereitung und Ablauf des Schluckaktes*
Obere Reihe: Lage des Bolus auf dem Zungenrücken und Transport zum Zungengrund
Untere Reihe: Lagebeziehung der Zunge zum Velum und Velumkontakt

2.-2.2. Das viszerale Schlucken

Das viszerale Schluckmuster zählt zu den häufigsten Dyskinesien.

Der Schluckakt durchläuft drei Phasen, die orale, pharyngeale und oesophageale. Nur die erste ist willkürlich beherrschbar. Dahan (1975) sieht im fehlerhaften Schlucken so wie bei anderen Fehlfunktionen eine neuromuskuläre Kompensation der gestörten Sensibilität. Van der Linden (1983) sieht als primäre Dysfunktion die gestörte Nasenatmung, die ein instruktives Bedürfnis des Offenhaltens der Luftwege nach sich ziehe. Fränkel et al. (2001) dagegen definieren den fehlenden Mundschluss in engem Zusammenhang mit Störungen der physiologischen Bewegungsabläufe der Zunge.

Beim Säugling ist das Abdichten der beim Trinken nicht in Kontakt befindlichen seitlichen Kieferkämme zur Wange zwingend notwendig, soll die Milch nicht in die Wangenregion abdrif-

ten. Dieser physiologische Vorgang wird deshalb als infantiler Schluckakt bezeichnet. Mit der Bezahnung im Seitenzahngebiet sind die Zähne bei Kieferschluss in der Lage, beim Schlucken den enoralen Raum gegenüber dem Mundvorhof abzutrennen, das ist das so genannte somatische Schlucken *(Abb. 2-46)*.

Ein dreijähriges Kind mit einem vollständigen Milchgebiss ist dazu grundsätzlich in der Lage. Dennoch haben wir bei zwei Drittel der Kinder in der Nutzperiode des Milchgebisses trotz voll entwickelter Milchzahnreihen das viszerale Schlucken angetroffen. In der Zeit bis nach dem Schneidezahnwechsel konnten wir statistisch keine Abnahme des viszeralen Schluckmusters gegenüber den Kindern mit Milchgebissen feststellen (Kap. 3).

Es ist deshalb die Frage zu stellen, ob das viszerale Schlucken während der Milchgebissperiode noch eine Übergangssituation darstellt oder ob es nach vollständig ausgebildetem Milchgebiss in die Gruppe der Dyskinesien eingeordnet werden muss. Auch die Folgen eines viszeralen Schluckmusters mit interdentaler Zungenlage werden verschieden bewertet. Logopäden prüfen die Interdentalität auch auf ihr Ausmaß und unterscheiden die frontale von der lateralen oder komplexen Einlagerung der Zunge. Die Häufigkeit des Schluckens (1500 x in 24 Stunden) ist bei Kindern höher als bei Erwachsenen und am Tage häufiger als nachts. Seit man intraoralen Druck elektronisch messen kann, ist bekannt, dass beim regelrechten, d. h. somatischen Schlucken von einem erheblichen Druck der Zunge gegen die Zahnreihen ausgegangen werden muss. Dennoch ist diese hohe Druckamplitude nur wenige Sekunden wirksam. Auch bei interdentalem Schlucken ist deshalb die Gebissentwicklung nicht zwingend mit der Entwicklung von Anomalien verbunden. Andererseits verhindert das viszerale Schlucken die Selbstausheilung von lutschbedingten Stellungsänderungen der Zähne (Abb. 2-47). Die einschlägige Literatur (Clausnitzer, V. und R.) spiegelt die konträren Meinungen wider.

Ob das fehlerhafte Schlucken für sich allein die Entwicklung von Anomalien fördert oder eine vorhandene verstärkt oder nur deren Selbstausheilung verhindert, muss deshalb durch die individuelle Funktionsanalyse geprüft werden. Das Bild der Veränderung ist dadurch typisch, weil die Protrusion oder der offene Biss ein anderes Bild ergeben, wenn die Zunge sich beim Schlucken breitflächig interdental einlagert gegenüber einer isolierten Lutschfolge (Abb. 2-48). Wird das interdentale Schlucken abgestellt, kommt es ohne andere interdentale Zungendyskinesien und Habits zu einer schnell sichtbaren Selbstausheilung der dentoalveolären Veränderungen.

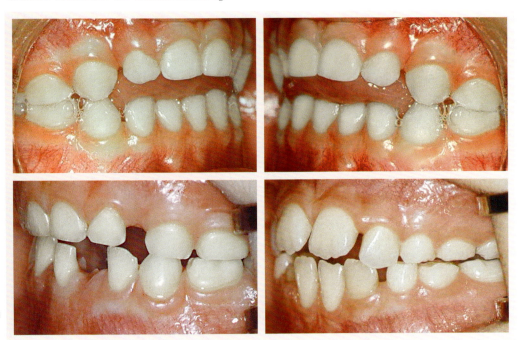

Abb. 2-47: *Viszerales Schlucken mit frontal-interdentaler Zungenlage (oben), Beginn der Selbstausheilung nach Umstellen des Schluckaktes (unten)*

Im Zusammenhang mit dem möglichen Retardieren adäquater Funktionsabläufe muss auch das Verharren des infantilen Schluckablaufes bis in die Nutzperiode des Milchgebisses als pathologisch gewertet werden.

Auch wenn eine individuell unterschiedlich lange Übergangszeit vom physiologischen infantilen Schluckablauf bis zur Umstellung auf den somatischen Schluckakt angenommen werden soll,

ist interdentales Schlucken bis weit in die Milchgebissperiode als pathologisch anzusehen. Die Lückenbildung während des Schneidezahnwechsels begünstigt die Übertragung des als viszeral bezeichneten Schluckens in die Wechselgebissperiode. Die Tatsache, dass ein hoher Prozentsatz der Kinder davon betroffen ist, macht die Dysfunktion nicht zum regelrechten Funktionsablauf.

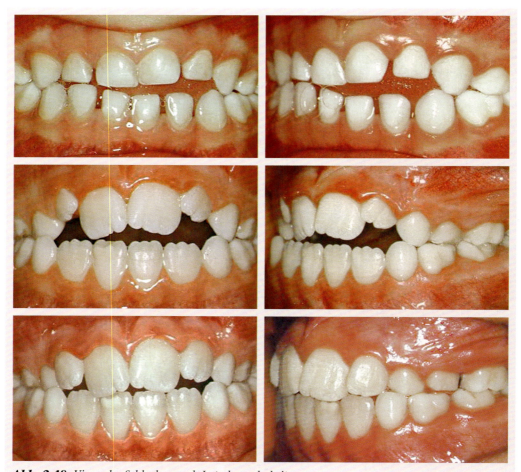

Abb. 2-48: *Viszerales Schlucken nach Lutschgewohnheit*
Die Zunge presst sich in den asymmetrischen offenen Biss (obere Reihe),
Verstärkung des offenen Bisses während des Schneidezahnwechsels (mittlere Reihe),
Selbstausheilung (untere Reihe).

Die im Kapitel 2.-1. beschriebene Veränderung der Zungenruhelage nach kaudal und interdental muss auch als Belastungsfaktor für das interdentale Schlucken gewertet werden.

Das heißt, dass das viszerale Schluckmuster eine Dyskinesie ist, deren Verharren und deren Folgen am Gebiss nicht allein für sich betrachtet werden darf. Vielmehr liegt bei der Mehrzahl der Kinder ein komplex belasteter Funktionsstatus vor *(Abb. 2-49)*. Das Abstellen des viszeralen Schluckmusters sollte deshalb immer im Programm komplexen myofunktionellen Trainings erfolgen. Dem Zahnarzt kommt dabei die Aufgabe zu,

durch präventive Maßnahmen die Anomaliesituation so zu beeinflussen, dass die Effektivität der Übungstherapie einen möglichst maximalen Erfolg erhält.

2.-2.3. Artikulations- und Phonationsstörungen

Ann Dieckmann

Artikulationsstörungen

Das orofaziale System ist ein Teil der Organe, das auf der Grundlage des inneren Sprechens und auf zentrale Impulse hin den Kommunikationsvor-

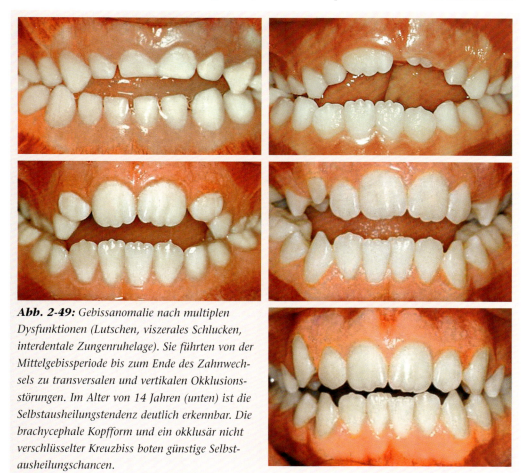

Abb. 2-49: Gebissanomalie nach multiplen Dysfunktionen (Lutschen, viszerales Schlucken, interdentale Zungenruhelage). Sie führten von der Mittelgebissperiode bis zum Ende des Zahnwechsels zu transversalen und vertikalen Okklusionsstörungen. Im Alter von 14 Jahren (unten) ist die Selbstausheilungstendenz deutlich erkennbar. Die brachycephale Kopfform und ein okklusär nicht verschlüsselter Kreuzbiss boten günstige Selbstausheilungschancen.

gang in Form von hörbarer und vom Partner de-kodierbarer Sprache realisiert. Diese Sprechorga-ne umfassen die Lunge, den Kehlkopf und das so genannte Ansatzrohr. Dazu gehören die Schnei-dezähne mit dem Alveolarfortsatz, die Oberlippe, der Gaumen, die Uvula, der Mesopharynx und der Kehlkopf. Diese Artikulationsstellen, auch wenn sie zum Teil nur passiv wirksam sind, stel-len die morphologischen Strukturen des Laut-bildungsgeschehens dar. Im Zusammenwirken dieser Artikulationsstellen schaffen die artikulie-renden Organe bzw. Organteile wie die Unter-lippe, die Zungenspitze, der Zungenrücken und die Stimmlippen infolge verschiedener Artikula-tionsmodi die Voraussetzung für die Entstehung der einzelnen Laute *(Abb. 2-50)*.

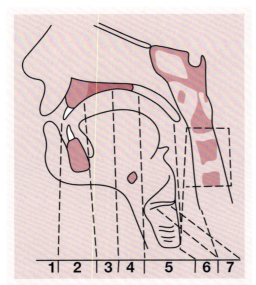

Abb. 2-50:
Artikulationsstellen nach Dieckmann (1996)
1 Lippen
2 Alveolen
3 Vorderer harter Gaumen
4 Hinterer harter Gaumen
5 Gaumensegel
6 Pharynx
7 Larynx

Die Artikulationsstellen erfassen die Lokalisie-rung zwischen zwei Artikulatoren, die Artikula-tionsweise und deren Verengung unterschiedli-chen Grades.

Artikulationsstörungen infolge von anderen dy-namischen und statischen Dysfunktionen kön-nen mit kieferorthopädischen Anomalien ver-bunden sein. Es handelt sich um Laute, die an der zweiten Artikulationsstelle artikuliert bzw. koartikuliert werden. Davon sind die Bewegungs-muster und der Klang der einzelnen Laute betrof-fen. So werden die Laute /l/, /n/, /d/, /t/ interden-tal und mit einem mehr oder weniger vorhande-nen Zungenpressen gebildet. Das /sch/ und die /s/-Laute (stimmhaft und stimmlos) erscheinen im flüssigen Sprechbewegungsablauf addental, interdental oder lateral. Die Affrikate /ts/ und /d3/ zeigen die gleiche frontal interdentale Zun-genlage. Der Blick auf die wissenschaftliche Lite-ratur verrät, dass die Mehrheit der Untersucher einen Zusammenhang von Sprechfehlern mit der Gebisssituation sieht.

Zu den ersten Autoren gehörte Pare (1635), der einen Zusammenhang von Zahnsystem und Sprechen sah. Er wertete diesen Zusammenhang so, dass kürzere oder herausragende Zähne zum Lispeln führen können.

Bemerkenswert seiner Zeit voraus gab Kneisel (1836) in seiner Monographie über den Schief-stand der Zähne nicht nur eine fehlerhafte Aus-sprache, sondern auch andere gestörte Weichteil-funktionen wie z. B. Abdrängung und Verfor-mung der Lippen sowie Mundatmung als Folge von Veränderungen im Gebiss an.

Meder und Reichenbach (1927) vertraten die Auffassung von der prädisponierenden Bedeutung der Zahn- und Kieferstellungsanomalien für die Entstehung eines Sigmatismus. Den auslösenden Faktor sahen sie in der durch die Dysgnathie gestörten Zungenfunktion.

Auch Früschels (1931) betonte die Rolle der Zungenmotorik in der Ätiologie der S-Lautfehler. Luchsinger und Arnold (1949) beobachteten bei 546 (48,9 %) von 1.117 untersuchten Patienten einen Sigmatismus. Von diesen 546 Sigmatikern hatten allerdings nur 269 (49,3 %) Dysgnathien.

Dennoch waren Reichenbach und Meinhold (1963) der Meinung, dass Zahn- und Kieferstellungsanomalien prädisponierend für die Entstehung von Dyslalien sind.

Lieb und Mühlhausen (1976) differenzierten bei ihren Untersuchungen an 3.086 Hamburger Schulkindern nach der Art der Anomlie. Sie fanden, dass Sigmatismen vor allem im Zusammenhang mit offenem Biss, Progenie, Kreuzbiss und sagittaler Frontzahnstufe auftraten. Diese Ansicht bestätigen Clausnitzer und Clausnitzer (1989).

Auch Mehnert, Schönekerl und Weiskopf (1983) unterstützen das Ergebnis von Lieb und Mühlhausen (1976) mit ihrer vergleichenden Studie von dysgnathen und eugnathen Gebissen mit Hilfe einer rechnergestützten Spektralanalyse der stimmlosen s-Laute. Sie schlussfolgerten, dass der frontal offene Biss in seiner Anfälligkeit gegenüber S-Laut-Störungen an erster Stelle steht.

Kramer (1988) fasste zusammen, dass bei Personen mit Gebissanomalien Sigmatismen häufiger anzutreffen sind als in der übrigen Bevölkerung. Sehr konsequent stellte Garliner (1989) einen Zusammenhang zwischen der Dysfunktion im orofazialen System und gestörter Artikulation her. Gestörte Gesichtsmuskelbalance und falsches Schluckverhalten sind Faktoren, die zu einer Gebissanomalie beitragen. Zusammen mit einer gestörten Gesichtsmuskeltätigkeit tragen sie zu einer fehlerhaften Sprechartikulation bei. Deshalb hat eine gestörte Gesichtsmuskelbalance, wie sie z. B. beim falschen Schluckmuster vorliegt, von Grund auf bedeutenden Einfluss auf die Aussprache des Kindes. Deswegen stellte Garliner nicht in Zweifel, dass umgekehrt auch Sprechgewohnheiten die Okklusion und Zahnstellung beeinflussen können.

Clausnitzer und Clausnitzer (1989, 1990) untersuchten 800 Patienten mit Dysgnathien und 90 Kinder mit eugnathen Gebissen. Es wurde festgestellt, dass bei Kindern mit Dysgnathien ein Sigmatismus hochsignifikant häufiger auftritt als bei Probanden mit normalen Gebissen. Der Sigmatismus interdentalis ist am häufigsten beim frontal offenen Biss mit 60,8 % der Fälle anzutreffen. Es folgen die Progenie mit 41,0 % und der Kreuzbiss mit 27,3 %. Der Sigmatismus addentalis ist am häufigsten bei der Prognathie mit 18,3 % der Fälle anzutreffen. Es folgen die Progenie mit 16,1 % und der offene Biss mit 9,8 %.

Frank und Brauneis (1973) bestätigten diese Ergebnisse und forderten die Notwendigkeit einer logopädischen Behandlung eines jeden Patienten mit Dysgnathien.

Die eigenen Untersuchungen bescheinigen zudem den Zusammenhang der Artikulationsstörung in der von Clausnitzer und Clausnitzer (1989) genannten Reihenfolge: offener Biss, Kreuzbiss und Progenie.

Phonationsstörungen

Die menschliche Stimmbildung ist ein hochkomplexer, ganzheitlicher psychophysischer Prozess (Wendler/Seidner 1996), an dem die Funktions-

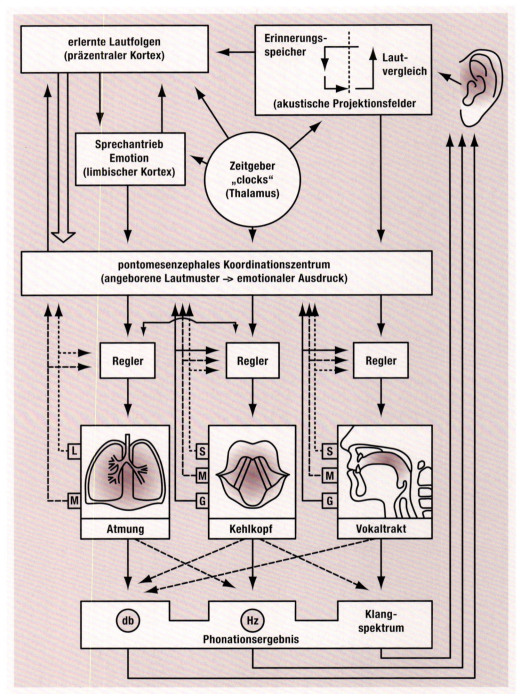

Abb. 2-51: *Phonatorisches Kontrollsystem*

bereiche Atmung, Stimmlippenschwingungen, Klangbildung und zentralnervöse Steuerung beteiligt sind. Die Atmungsfunktionen sind weniger in den äußerlich sichtbaren Atembewegungen (Atemtyp), sondern vielmehr in ihrer Aerodynamik und hoch differenzierten Anpassung an die Kehlkopffunktion bedeutsam. Die Effektivität der Stimmerzeugung hängt vor allem vom Modus der Stimmlippenschwingungen ab, die die Expirationsluft in Schall umwandeln. Das Schwingungsverhalten der Stimmlippen bestimmt sowohl Tonhöhe als auch Stimmstärke.

Einerseits wirken die Phasenverhältnisse der Glottisschwingungen und die auftretenden Druckverläufe auf die Resonanzabstimmung mit den so genannten Ansatzräumen ein, andererseits beeinflusst diese Resonanzabstimmung die Tonhöhe und die Dauer des Glottisschlusses. Reflexmechanismen zur Einstellung des glottischen Widerstandes auf den subglottischen Druck werden von zentralen Steuerungsvorgängen überlagert, die von Hörwahrnehmungen (audiophonatorische Kontrolle), Kinästhesien und

auch Vibrationsempfindungen ausgehen und so die Ansatzräume zur Klangbildung bewusst ausformen können *(Abb. 2-51)*.

Mitunter treten bei Patienten mit Dysfunktionen im stomatognathen System Phonationsstörungen aufgrund der Zungenfehlfunktionen, des Muskelhypertonus, Störungen der Atmung und einer ungünstigen Körperhaltung auf.

Die Symptome sind:
- häufig leichte bzw. stärkere Heiserkeit
- Ansprechen der Stimme erst nach dem Räuspern
- Räusperzwang
- Druck-, Kitzel- oder Schmerzgefühle im Kehlkopfbereich
- ungewöhnlicher Durst bei oder nach dem Sprechen

Die Diagnostik gehört in die Hand des Phoniaters.

3. Gebissentwicklung und funktioneller Status im Milch- und frühen Wechselgebiss

Gebissanomalien und orofaziale Dysfunktionen stehen in ursächlichem Zusammenhang zueinander. Das folgende Kapitel gibt Auskunft über das Vorkommen von Gebissanomalien und von orofazialen Dysfunktionen zu einem frühen Zeitpunkt der Gebissentwicklung. Aus eigenen umfangreichen Studienergebnissen werden Zusammenhänge zwischen dem Auftreten von spezifischen Gebissanomalien und orofazialen Dysfunktionen abgeleitet. Diese gestatten, das kieferorthopädische Risikokind aus funktioneller Sicht zu definieren.

3. Gebissentwicklung und funktioneller Status im Milch- und frühen Wechselgebiss

Franka Stahl de Castrillon, Rosemarie Grabowski

Sollen ursächliche Zusammenhänge zwischen Fehlfunktion und Gebissentwicklung erkannt werden, gilt es, einen umfangreichen funktionellen Status einer großen Zahl von Kindern zu erheben und sie der Gebisssituation des Kindes gegenüberzustellen. In dieser Hinsicht ist ein definitiver Mangel an adäquaten umfangreichen, großen Studien festzustellen, dem es zu begegnen gilt.

Tab. 3-1			Probanden	(n=3041)
	n	**%**	**Alter** (Jahre)	**SD** (Jahre)
Milchgebiss	766	25,2	4,5	0,9
Wechselgebiss	2275	74,8	8,3	1,4

Durch eigene umfangreiche Studien bei 766 Kindergartenkindern mit Milchgebissen und 2275 Schulkindern mit Wechselgebissen (Tab. 3-1) sollten zwei Fragestellungen beantwortet werden.

Stehen die Gebissanomalien im Milch- und frühen Wechselgebiss in einem nachweisbaren Zusammenhang mit dem Vorkommen von orofazialen Dysfunktionen?

Und sind die Frühbehandlungskriterien nach den derzeitig gültigen kieferorthopädischen Indikationsgruppen (KIG) geeignet, um aus kieferorthopädischer Sicht die behandlungsbedürftigsten Patienten zu definieren und eine effektive Behandlung zu realisieren?

Die aktuellen Kriterien der Kassenfinanzierung machen eine Prävention im Sinne der WHO-Richtlinien derzeit nicht möglich. Für einige Anomalien, wie die vergrößerte sagittale Schneidekantenstufe und den offenen Biss, sind die Voraussetzungen so ungünstig, das für viele Kinder eine kausale Therapie nicht möglich ist. Ein Umdenken ist dringend erforderlich.

In Folgenden sind die Untersuchungsergebnisse zu den Häufigkeiten von Gebissanomalien und orofazialen Dysfunktionen im Milch- und frühen Wechselgebiss dargestellt. Aus dem Zusammenhang zwischen Fehlfunktion und Gebissanomalie erfolgt anschließend die Definition des **kieferorthopädischen Risikokindes**.

➲ 3.-1. Die Häufigkeiten von Gebissanomalien im Milch- und frühen Wechselgebiss

Die in der nationalen und internationalen kieferorthopädischen Literatur angegebenen Häufigkeiten von Gebissanomalien im Milch- bzw. frühen Wechselgebiss variieren mit 22,0 % und 90,0 % (Modeer et al. 1982, Øgaard et al. 1994) bzw. 31,0 % (Emrich et al. 1965) und 69,0 % (Schröder und Knüpfer 1991) erheblich. Die Ursachen dafür liegen in der bis heute fehlenden einheitlichen Nomenklatur zur Einteilung und Diagnose von Gebissanomalien. Die Ergebnisse unserer Studie an Kindergarten- und Schulkindern zeigen, dass die Häufigkeiten von Gebissanomalien im Milch- und frühen Wechselgebiss bei deutschen Kindern mit 74,7 % bzw. 92,7 %

vergleichsweise hoch sind (Grabowski et al. 2007). Dabei weisen mehr als 80 % der Kinder mit Gebissanomalien im Milchgebiss zwei oder mehr Anomaliesymptome gleichzeitig auf. Im frühen Wechselgebiss ist dies bei 51 % der Kinder mit Gebissanomalien der Fall. Insgesamt erhöht sich der Anteil der Kinder mit einem oder zwei Gebissanomaliesymptomen vom Milch- zum frühen Wechselgebiss statistisch signifikant. Die am häufigsten im Milch- und frühen Wechselgebiss vorkommenden Gebissanomalien sind die vergrößerte sagittale Frontzahnstufe, der frontale Tiefbiss, der frontal offene Biss und der seitliche Kreuzbiss (Grabowski et al. 2007, Stahl und Grabowski 2003, Chevitarese et al. 2002, Tschill et al. 1997, Kerosuo 1990, Tammoscheit 1990).

Abweichungen von der regelrechten Okklusion in der Sagittalen

Tab. 3-2	Okklusionsbefund im Seitenzahngebiet

Prozentualer Anteil der Okklusionsbefunde. Im Milchgebiss wurden nach Klink-Heckmann und Bredy (1990) geringfügige Distalokklusionen unter einer halben Milcheckzahnbreite als Distalisation bezeichnet.

Okklusionsbefund	Milchgebiss %	Wechselgebiss %	p-Wert
Neutralokklusion beidseitig	41,2	47,8	0,0001
Neutralokklusion einseitig	16,1	16,5	0,352
Distalisation	15,5	—	—
Distalokklusion beidseitig	25,9	31,2	0,0001
Mesialokklusion	1,3	3,9	0,001
Nicht erfasst	—	0,6	—

Im Seitenzahngebiet treten bei 15,5 % der Kinder mit Milchgebissen geringfügige Abweichungen von der Neutralokklusion in Richtung Distalokklusion (Distalisation) auf. Bereits manifestierte beidseitige Distalokklusionen sind bei 26 % der Kinder mit Milchgebissen nachweisbar (Gra-

bowski et al. 2007). Im frühen Wechselgebiss steigt die Häufigkeit der beidseitigen Distalokklusion auf 31 % statistisch signifikant an. Dies bestätigt die in der Literatur beschriebene fehlende Selbstausheilungstendenz des Distalbisses mit fortschreitender Gebissentwicklung (Varrela 1998, Baccetti et al. 1997, Klink-Heckmann 1976). Die geringfügige Distalokklusion im Milchgebiss (Distalisation) führt im Wechselgebiss sowohl zu einer Erhöhung der Neutral- als auch der Distalokklusion (Grabowski et al. 2007).

Das Vorkommen der Mesialokklusion ist mit 1,3 % und 3,9 % im Milch- bzw. frühen Wechselgebiss zwar gering (Tab. 3-2), dennoch ist die Zunahme vom Milch- zum frühen Wechselgebiss statistisch signifikant und verweist auf den progressiven Charakter dieser Gebissanomalie.

Im Frontzahngebiet ist eine vergrößerte sagittale Frontzahnstufe (vergrößerter horizontaler Abstand zwischen den Palatinalflächen der oberen Frontzähne und den Bukkalflächen der unteren Frontzähne) bei jeweils 45 % und 53 % der Kinder mit Milch- bzw. frühen Wechselgebissen nachweisbar. Die signifikante Zunahme von vergrößerten sagittalen Stufen mittleren Ausmaßes (2 – 4 mm) vom Milch- zum frühen Wechselgebiss ist auffällig und verweist auf die Tendenz dieser Gebissanomalie, sich während der Gebissentwicklung zu verstärken (Tab. 3-3). Massiv vergrößerte sagittale Schneidekantenstufen von 9 mm, die nach den derzeitigen kieferorthopädischen Indikationsgruppen der GKV für eine kieferorthopädische Frühbehandlung vorliegen müssen, sind in einem solch frühen Stadium der Gebissentwicklung die Ausnahme. Die Studienergebnisse zeigen, dass nach diesem Kriterium von 336 Kindern mit vergrößerter Frontzahnstufe im Milchgebiss und frühen Wechselgebiss nur 2 Kinder im Milchgebiss (0,6 %) und 25 Kinder mit Wechselgebissen (2,1 %) die Indikation zur Frühbehandlung erfüllt hätten (Abb. 3-1).

Tab. 3-3	Sagittale Okklusionsbeziehungen				
Absolute und prozentuale Häufigkeiten des regelrechten Overjets und der vergrößerten Frontzahnstufe					
Overjet in mm	Milchgebiss		Wechselgebiss		p-Wert
	n	%	n	%	
Regelrecht (0 – 2)	388	53,5	993	43,6	0,0001
> 2 – 4	240	33,1	832	39,3	0,0001
> 4 – 6	72	9,9	269	12,5	0,002
> 6	25	3,5	97	4,6	0,002

Tab. 3-4	Verringerte Frontzahnstufe		
Prozentuale Häufigkeit der reduzierten Frontzahnstufe, des frontalen Kopfbisses und der Mesialokklusion			
Overjet	Milch-gebiss (%)	Wechsel-gebiss (%)	p-Wert
≤ 0 mm	2,6	4,8	0,002

Tab. 3-5	Vertikale Okklusionsbeziehungen		
Absolute und prozentuale Häufigkeiten regelrechter und abweichender vertikaler Okklusionsbeziehungen im Frontzahngebiet			
Overbite	Milch-gebiss (%)	Wechsel-gebiss (%)	p-Wert
Regelrecht	50,5	36,7	0,0001
Tief	32,6	46,3	0,0001
Kantenbiss	3,8	6,5	0,002
Offen	11,2	9,5	0,002
Nicht erfassbar	2,9	1,0	—

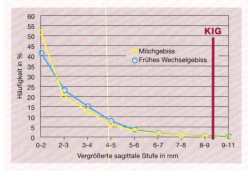

Abb. 3-1: *Prozentuales Vorkommen der vergrößerten sagittalen Frontzahnstufe differenziert nach ihrem Ausmaß in Millimetern. Stufen größer als 6 mm sind im Milch- und frühen Wechselgebiss die Ausnahme.*

Auch frontale Kopfbisse und negative sagittale Frontzahnstufen (unterer Frontzahnvorbiss) sind in diesem frühen Stadium der Gebissentwicklung weniger häufig verbreitet (Tab. 3-4). 2,6 % bzw. 4,8 % der Kinder mit Milch- und frühen Wechselgebissen wiesen diese Gebissanomalie im Frontzahnbereich auf.

Abweichungen von der regelrechten Okklusion in der Vertikalen

Der frontale Tiefbiss kommt mit 32,6 % und 46,3 % im Milch- und frühen Wechselgebiss häufig vor (Tab. 3-5). Die Zunahme des frontalen Tiefbisses vom Milch- zum frühen Wechselgebiss ist statistisch signifikant und zeigt die Verschlechterungstendenz dieser Gebissanomalie. Sie steht mit der fortschreitenden Entwicklung der sagittalen Frontzahnstufe in direktem Zusammenhang.

Einen reduzierten oder fehlenden frontalen vertikalen Überbiss (Kantenbiss oder frontal offener Biss) weisen 15,0 % der Kinder mit Milchgebissen und 16,0 % der Kinder mit Wechselgebissen auf. Die signifikante Zunahme der Kantenbisse von 3,8 % im Milchgebiss auf 6,5 % im frühen Wechselgebiss ist der Nachweis, das es sich nicht um eine verspätete Selbstausheilungstendenz lutschoffener Bisse handelt. Vielmehr werden die Folgen vor allem statischer Funktionsstörungen

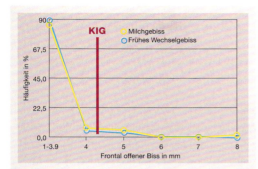

Abb. 3-2: *Prozentuales Vorkommen des frontal offenen Bisses differenziert nach seinem Ausmaß in Millimetern. Offene Bisse von größer als 4 mm sind im Milch- und frühen Wechselgebiss die Ausnahme.*

deutlich und zeigen die Notwendigkeit einer frühzeitigen Intervention auf. Auch die Tatsache, dass noch im frühen Wechselgebiss bei 9,5 % der Probanden frontal offene Bisse vorliegen, zeigt, dass nicht alle offenen Bisse einer Selbstausheilung unterliegen, sondern sich während des Zahnwechsels auch auf das permanente Gebiss übertragen können. Extrem frontal offene Bisse (größer 4 mm), die nach den derzeitigen kieferorthopädischen Indikationsgruppen als frühbehandlungswürdig gelten, sind dagegen zu diesem frühen Zeitpunkt der Gebissentwicklung nur wenig vorhanden. Nach unseren Ergebnissen betrifft dies nur jeweils 14,0 % und 10,7 % aller Kinder mit frontal offenen Bissen im Milch- bzw. Wechselgebiss *(Abb. 3-2)*.

Abweichungen von der regelrechten Okklusion in der Transversalen

Der seitliche Kreuzbiss kommt bei 7,2 % und 12,0 % der Kinder mit Milchgebissen und frühen Wechselgebissen vor. Dabei tritt der einseitige Kreuzbiss häufiger als der beidseitige Kreuzbiss auf. Die signifikante Zunahme des einseitigen Kreuzbisses vom Milch- zum frühen Wechselgebiss verweist auf die fehlende Selbstkorrektur

dieser Gebissanomalie und die dadurch notwendige frühzeitige kieferorthopädische Intervention. Nur durch die Ausschaltung ursächlicher Faktoren kann der Entwicklungshemmung im Oberkiefer begegnet werden.

Tab. 3-6	Transversale Okklusionsbeziehungen		
Absolute und prozentuale Häufigkeiten regelrechter und abweichender transversaler Okklusionsbeziehungen im Seitenzahngebiet			
	Milch-gebiss (%)	Wechsel-gebiss (%)	p-Wert
Regelrecht	91,3	87,3	0,0001
Kreuzbiss	7,2	12,0	0,0001
– unilateral	5,4	9,9	0,001
– bilateral	1,8	2,1	0,503
Bukkale Nonokklusion	0,1	0,3	0,513
Nicht erfassbar	1,6	0,5	–

Schlussfolgerungen

Die große Verbreitung von Gebissanomalien im Milch- und frühen Wechselgebiss lässt das regelrechte Gebiss eher als die Ausnahme erscheinen. Auch wenn nicht alle Gebissanomalien als frühbehandlungsbedürftig einzuschätzen sind, so ist bei spezifischen Gebissanomalien mit fortschreitender Gebissentwicklung eine zunehmende Verschlechterung der Anomaliesituation zu erwarten. Dies betrifft die vergrößerte sagittale Frontzahnstufe, den unteren Frontzahnvorbiss, den Kantenbiss, den Tiefbiss und den seitlichen Kreuzbiss.

➲ 3.-2. Die Häufigkeiten von orofazialen Dysfunktionen im Milch- und frühen Wechselgebiss

Von allen 766 Probanden mit Milchgebissen wurden nur bei 86 Kindern keine orofazialen Dysfunktionen festgestellt. Dies entspricht einem prozentualen Anteil von 11,2 %. Im frühen

Wechselgebiss wurden nur bei 231 von insgesamt 2.275 Kindern (10,2 %) keine orofazialen Dysfunktionen nachgewiesen (Stahl et al. 2007).

Die eigenen Untersuchungen zeigen, dass bei 62 % der Kinder mit Milchgebissen und 80,8 % der Kinder mit frühen Wechselgebissen mehrere orofaziale Dysfunktionen gleichzeitig vorkommen. Dabei steigt die Häufigkeit orofazialer Dysfunktionen mit fortschreitender Gebissentwicklung statistisch signifikant an. Das heißt, dass auch orofaziale Dysfunktionen keiner Selbstausheilung unterliegen.

Dynamische orofaziale Dysfunktionen

Das viszerale Schlucken ist die häufigste orofaziale Dysfunktion im Milch- und frühen Wechsel-gebiss (Tab. 3-7). Sie kommt mit 62 % und 63,5 % im Milch- bzw. im frühen Wechselgebiss nahezu gleich häufig vor. Bezüglich des Vorkommens dieser Dysfunktion bestehen keine geschlechtsspezifischen Unterschiede.

Bei 34,1 % bzw. 17,5 % der Kinder mit Milch- und Wechselgebissen wurden Sprechfehler (Artikulationsstörungen der Laute [S], [L], [N], [D], [T]) diagnostiziert (Tab. 3-7). Geschlechtsspezifische Unterschiede liegen nur im Wechselgebiss zu ungunsten der männlichen Probanden vor.

Orale Habits (Tab. 3-7) nehmen vom Milch- zum frühen Wechselgebiss statistisch signifikant zu (28,6 % vs. 46,6 %). Das Lutschhabit tritt mit insgesamt 26,9 % am häufigsten im Milchgebiss auf. Bemerkenswert ist die statistisch signifikante

Tab. 3-7	\		**Orofaziale Dysfunktionen**		
Absolute und prozentuale Häufigkeiten dynamischer orofazialer Dysfunktionen einschließlich der oralen Habits					
Orofaziale Dysfunktion	**Milchgebiss**		**Wechselgebiss**		**p-Wert**
	n	**%**	**n**	**%**	
Viszerales Schlucken	475	62,0	1445	63,5	0,455
Sprechfehler	261	34,1	398	17,5	< 0,001
Orale Habits	219	28,6	1060	46,6	< 0,001

Tab. 3-8			**Orale Habits**		
Absolute und prozentuale Häufigkeiten der oralen Habits					
Habitart	**Milchgebiss**		**Wechselgebiss**		
	n	**%**	**n**	**%**	
Nägelkauen	36	12,1	423	31,2	
Beruhigungssauger	24	8,1	6	0,4	
Daumenlutschen	54	18,1	57	4,2	
Nuckeln am Bettzipfel	2	0,7	2	0,1	
Bleistiftkauen	2	0,7	218	16,1	
Lippenbeißen	9	3,0	27	2,0	
Lippensaugen	3	1,0	38	2,8	
Lippenpressen	12	4,0	50	3,7	
Wangensaugen	68	22,8	187	13,8	
Wangenbeißen	77	25,8	341	25,2	
Andere	11	3,7	6	0,4	
Gesamt	298	100,0	1355	100,0	

Zunahme der autoagressiven Habits, wie Fingernägelkauen, Lippenbeißen und Lippensaugen im frühen Wechselgebiss. Im Wechselgebiss kommen bei den Mädchen signifikant häufiger Habits vor. Die Angaben beziehen sich jeweils auf bei der Untersuchung angegebene und nachweisbare Habits. Von einer zusätzlichen „Dunkelziffer" kann ausgegangen werden.

Statische orofaziale Dysfunktionen

Eine unphysiologische Zungenruhelage liegt bei 40,3 % der Kinder mit Milchgebissen und bei 42,9 % der Kinder mit frühen Wechselgebissen vor (Tab. 3-9). Die Zunahme der unphysiologischen Zungenruhelage vom Milch- zum frühen Wechselgebiss ist statistisch signifikant. Die kaudale Zungenruhelage kommt sowohl im Milch- als auch im frühen Wechselgebiss am häufigsten vor. Sie tritt signifikant häufiger bei den Jungen auf.

In engem Zusammenhang mit der veränderten Zungenruhelage steht die offene Mundhaltung.

Die habituell offene Mundhaltung liegt im Milchgebiss bei 37,3 % und im frühen Wechselgebiss bei 42,0 % der Kinder vor (Tab. 3-10). Sie nimmt mit fortschreitender Gebissentwicklung statistisch signifikant zu. Die Häufigkeit einer organisch bedingten Mundatmung ist demgegenüber mit 3,0 % im Milchgebiss und 1,7 % im frühen Wechselgebiss gering. Zwischen den Geschlechtern bestehen bezüglich der Häufigkeit dieser Dysfunktion keine Unterschiede.

Schlussfolgerungen

Die große Häufigkeit von orofazialen Dysfunktionen im Milch- und frühen Wechselgebiss und deren statistisch signifikante Zunahme vom Milch- zum Wechselgebiss zeigen, dass eine Selbstregulation gestörter Funktionsabläufe mit fortschreitender Gebissentwicklung nicht zu erwarten ist. Dies betrifft vor allem die statischen Fehlfunktionen, wie die offene Mundhaltung und die unphysiologische Zungenruhelage. Letztere sind Ausdruck einer Haltungsschwäche der perioralen orofazialen Muskulatur.

Tab. 3-9	Zungenruhelage					
Absolute und prozentuale Häufigkeiten der physiologischen und unphysiologischen Zungenruhelage						
Zungenruhelage	Milchgebiss		Wechselgebiss		p-Wert	
	n	%	n	%		
Physiologisch	457	59,7	1298	57,1	0,002	
Kaudal	164	21,4	686	30,2	< 0,001	
Interdental	96	12,5	279	12,3	0,456	
Nicht erfassbar	49	6,4	12	0,5	—	

Tab. 3-10	Mundschluss					
Absolute und prozentuale Häufigkeiten der Befunde zum Mundschlussverhalten						
Mundschluss	Milchgebiss		Wechselgebiss		p-Wert	
	n	%	n	%		
Regelrecht	438	59,7	1265	56,2	0,101	
Habituell offene Mundhaltung	274	37,3	946	42,0	0,024	
Organisch bedingte Mundatmung	22	3,0	39	1,7	0,036	
Nicht erfassbar	32	4,2	25	1,1	—	

➲ 3.-3. Zusammenhang von orofazialen Dysfunktionen und Gebissanomalien – Das kieferorthopädische Risikokind

Um den Stellenwert der Funktionsstörungen für die Entwicklung von Gebissanomalien zu präzisieren, ist das Vorkommen spezifischer Gebissanomalien bei den Kindern mit und ohne orofaziale Dysfunktionen geprüft worden. Zudem wurden die Häufigkeiten spezifischer orofazialer Dysfunktionen bei Kindern mit ausgewählten Gebissanomalien im Milch- und Wechselgebiss verglichen (Grabowski et al. 2007).

Orofaziale Dysfunktionen bei Okklusionsstörungen in der Sagittalen

Vergrößerte sagittale Frontzahnstufen sind sowohl im Milch- als auch im frühen Wechselgebiss signifikant häufiger bei Probanden mit orofazialen Dysfunktionen vorhanden. Dennoch liegen bei 1/3 der Kinder ohne Funktionsstörungen sagittale Frontzahnstufen allein auf der Basis einer Distalokklusion vor. Viszerales Schluckmuster, habituell offene Mundhaltung und unphysiologische Zungenruhelage kommen bei Probanden mit sagittalen Frontzahnstufen im Milch- und Wechselgebiss am häufigsten vor *(Abb. 3-3)*.

Das Vorkommen einer Distalokklusion ist unabhängig vom Vorliegen einer Funktionsstörung. Die mit ihr verbundene, vergrößerte sagittale Frontzahnstufe belastet jedoch die weitere Gebissentwicklung in funktioneller und morphologischer Sicht. Durch die Funktionsstörungen entwickeln sich zunehmend größere und mehr sagittale Frontzahnstufen (Grabowski et al. 2007).

Das Vorliegen einer reduzierten Frontzahnstufe ist im Milch- und Wechselgebiss unabhängig vom Vorliegen einer Funktionsstörung. Dennoch ist der Anteil verschiedener orofazialer Dysfunktionen bei Kindern mit progener Entwicklung als sehr hoch einzuschätzen *(Abb. 3-4)*.

Orofaziale Dysfunktionen bei Okklusionsstörungen in der Vertikalen

Tiefbisse sind signifikant häufiger bei Probanden ohne orofaziale Dysfunktionen im Milch- und Wechselgebiss vorhanden. Dennoch steigt mit der signifikanten Zunahme der tiefen Bisse vom Milch- zum Wechselgebiss auch der Anteil der tiefen Bisse mit orofazialen Funktionsstörungen von 31 % auf 45 % an (Grabowski et al. 2007).

Von den Kindern mit orofazialen Dysfunktionen im Milch- und frühen Wechselgebiss weisen 16,9 % und 17,5 % einen frontal offenen Biss auf. Es gibt keinen frontal offenen Biss im Milchgebiss, der nicht mit einer Funktionsstörung gekoppelt ist. Das trifft nahezu identisch auf das Wechselgebiss zu. Viszerales Schluckmuster, unphysiologische Zungenruhelage, habituell offene Mundhaltung und Artikulationsstörungen kommen sehr häufig bei Kindern mit frontal offenen Bissen sowohl im Milch- als auch im Wechselgebiss vor *(Abb. 3-5)*.

Orofaziale Dysfunktionen bei Okklusionsstörungen in der Transversalen

Der Vergleich des Vorkommens seitlicher Kreuzbisse bei Kindern mit und ohne orofazialen Dysfunktionen zeigt, dass seitliche Kreuzbisse signifikant häufiger bei Kindern mit Funktionsstörungen im frühen Wechselgebiss vorkommen. Für das Milchgebiss ist diesbezüglich statistisch die gleiche Tendenz erkennbar. Das heißt, dass das Vorliegen eines seitlichen Kreuzbisses im Milch- und Wechselgebiss in entscheidendem

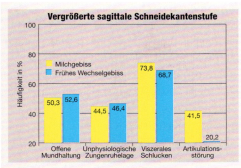

Abb. 3-3: *Prozentualer Anteil an statischen und dynamischen Dysfunktionen bei Kindern mit einer vergrößerten Frontzahnstufe*

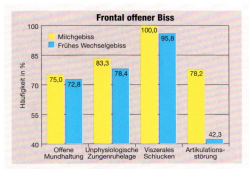

Abb. 3-5: *Prozentualer Anteil an statischen und dynamischen Dysfunktionen bei Kindern mit offenem Biss*

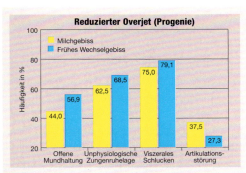

Abb. 3-4: *Prozentualer Anteil an statischen und dynamischen Dysfunktionen bei Kindern mit progener Entwicklung*

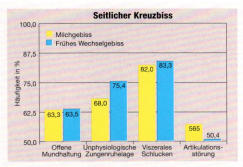

Abb. 3-6: *Prozentualer Anteil an statischen und dynamischen Dysfunktionen bei Kindern mit seitlichem Kreuzbiss*

Maße durch das Vorliegen orofazialer Dysfunktionen geprägt ist. Die Zwangsführungen sind der primäre Ausdruck transversaler Disharmonien zwischen Ober- und Unterkiefer. Viszerales Schluckmuster, unphysiologische Zungenruhelage und habituell offene Mundhaltung kommen bei Kindern mit seitlichen Kreuzbissen am häufigsten vor *(Abb. 3-6)*.

Definition des kieferorthopädischen Risikokindes

Die Zielstellung eigener umfangreicher Studien war es, repräsentative Basisdaten zu erstellen, um einen möglichen Zusammenhang von Gebiss-anomalien mit orofazialen Dysfunktionen zu prüfen.

Der Zusammenhang von Anomalien mit dem funktionellen Status eines Kindes im Milch- und frühen Wechselgebiss ist für vier Okklusionsanomalien statistisch signifikant.
Das sind:
- die vergrößerte sagittale Frontzahnstufe (Overjet > 2 mm)
- die reduzierte sagittale Frontzahnstufe als progene Entwicklungstendenz (Overjet ≤ 0 mm)
- der seitliche Kreuzbiss
- der frontal offene Biss.

Wir definieren diesen Zusammenhang zwischen statischen und dynamischen Funktionsstörungen und den vier genannten vier Okklusionsstörungen als eine risikobehaftete Gebissentwicklung.

Deshalb ist der Begriff „Kieferorthopädisches Risikokind" aus funktioneller Sicht zutreffend.

Definition des kieferorthopädischen Risikokindes:
1. 1 Okklusionsstörung und
    1 statische orofaziale Dysfunktion
    oder
2. 1 Okklusionsstörung und
    2 dynamische orofaziale Dysfunktionen
       (inkl. des Vorliegens oraler Habits)

Schlussfolgerungen

Die Ursachen der Häufung einer gestörten mundmotorischen Entwicklung sind vielfältig:
*   anlagebedingte Bereitschaft (z. B. zarte Muskulatur bei dolichocephaler Kopfform (offene Mundhaltung))
*   häufige Infekte im Kleinkind- und Vorschulalter als Folge der habituell offenen Mundhaltung
*   funktionelle Retardierung der Zungenfunktion durch langanhaltende Lutsch- und falsche Trinkgewohnheiten (viszerales Schlucken, interdentale Zungenruhelage, Artikulationsstörungen)
*   soziale Risikofaktoren.

Die mundmotorische Entwicklung ist ein komplexer Vorgang. Deshalb ist das Vorhandensein einer einzigen Störung die Ausnahme.

Die vom Gesetzgeber eingeführten Vorsorgeuntersuchungen zur Zahngesundheit müssen die kieferorthopädischen Befunderhebung und die Analyse des funktionellen Status mit einschließen. Das „kieferorthopädische Risikokind" bedarf kieferorthopädisch präventiver und ggf. frühzeitiger therapeutischer Maßnahmen.

4. Die kieferorthopädische Prävention und interzeptive Behandlung

Gestörte statische und dynamische Funktionsabläufe und deren Ursachen sind bei Kindern im Vorschulalter noch leicht beeinflussbar.

Hier steht das frühzeitige Abgewöhnen von Lutschgewohnheiten nach Vollendung des 2. Lebensjahres an erster Stelle. Da hier die Mitarbeit und Unterstützung der Eltern eine bedeutende Rolle spielt, ist im Vorweg eine „primäre Prävention", d.h. eine Aufklärung der Mütter über das Stillen und die Folgen von Lutschgewohnheiten wichtig.

Das beginnt bereits bei der Wahl eines „kiefergerechten" Saugers, der nach dem 2. Lebensjahr entwöhnt werden sollte. Dafür stehen konfektionierte Geräte wie genormte Mundvorhofplatten zur Verfügung, die lutschenden Kindern eine Ersatzhandlung ermöglichen.

Sind bereits Zahnfehlstellungen entstanden, kann nach Einstellung schädlicher Gewohnheiten und Dysfunktionen damit die Entwicklung der Kiefer wieder in normale Bahnen gelenkt werden.

4. Die kieferorthopädische Prävention und interzeptive Behandlung

Rolf Hinz, Rosemarie Grabowski

Abweichungen von regelrechten statischen und dynamischen Funktionsabläufen sind schon bei kleinen Kindern beeinflussbar, während sie im Erwachsenenalter auch bei größter Anstrengung kaum noch reparabel sind.

Zusammen mit der Prognose der Anomalie muss der Stellenwert kieferorthopädischer Prävention und Frühbehandlung für die Betroffenen hoch eingeschätzt werden.

Bereits vor der Geburt kann durch zweckmäßige Beratung der werdenden Mutter im Sinne der pränatalen „Primärprävention" ein Beitrag zur kieferorthopädischen Prävention geleistet und nicht nur auf die Verhinderung der Übertragung von Kariesbakterien auf das zu erwartende Kind hingewiesen werden. In einem Aufklärungs- und Informationsgespräch ist über den Wert des Stillens und der Flaschennahrung, den Zeitpunkt des Übergangs von flüssiger zu fester Nahrung, über „kiefergerechte" Sauger und Daumenlutschen bis hin zur Pflege der ersten Zähnchen zu sprechen. Diese Aufgabe kann auch an fortgebildete Zahnmedizinische Fachangestellte übertragen werden, die auf „Augenhöhe" von Frau zu Frau einen guten Zugang zu den Patientinnen haben.

Dazu gehört u. a. auch die Beantwortung der Frage: „Was ist besser – der Daumen oder der Beruhigungssauger?" Die Antwort sollte eindeutig und unmissverständlich sein: Der Beruhigungssauger ist „das kleinere Übel", weil er nach dem zweiten Lebensjahr leichter zu entwöhnen ist als andere Lutschgewohnheiten.

Der Saugreflex, der durch Berührung der Lippen, der Zunge oder des Gaumens ausgelöst wird, ist angeboren und für den Säugling lebenswichtig. Da er bereits ab der sechsten bis zwölften Lebenswoche selbstständig und gezielt seine Ärmchen bewegen kann, ist der Weg des Daumens bis in den Mund nicht weit. Ehe der Säugling seinen Saugreflex durch Daumen- oder Fingerlutschen befriedigt, sollte zu einem Beruhigungssauger geraten werden.

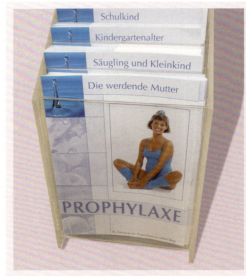

Abb. 4-1: *Prophylaxe-Aufsteller mit Prophylaxe-Merkblättern*

Das Konzept der Bundeszahnärztekammer „Prophylaxe ein Leben lang" war Veranlassung, diese Forderung durch Aufklärungsschriften und Prophylaxepässe mit Leben zu erfüllen, die auch die kieferorthopädische Prophylaxe zum Inhalt haben *(Abb. 4-1, 4-2)*.

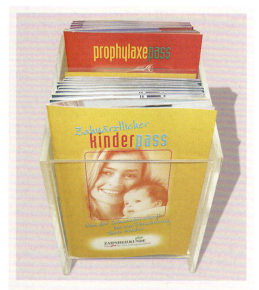

Abb. 4-2: *Prophylaxe-Aufsteller mit Prophylaxe-Pässen*

rakterisieren, unter bestimmten Umständen die organische Ursache schlafbezogener Atmungsstörungen und stellen ein „schlafmedizinisches Risiko" dar:

- frontal-offener Biss durch Lutschgewohnheiten
- sagittale Frontzahnstufe durch Protrusion der oberen Schneidezähne
- sagittale Frontzahnstufe bei oberem Schmalkiefer und Distalbisslage
- Kreuzbissverzahnungen der Front- und Seitenzähne

Sie werden neben allgemeiner Haltungsschwäche durch Lutschgewohnheiten, offene Mundhaltung, Mundatmung und fehlerhaftes Schlucken hervorgerufen. Daraus ergibt sich die Frage, inwieweit durch prophylaktische Maßnahmen derartige Befunde verhindert werden können.

Nach der Geburt sind erworbene Zahnfehlstellungen – frühzeitig erkannt – prophylaktischen Maßnahmen zugänglich. Wechselnde Einflüsse von Umweltfaktoren und des neuromuskulären Systems sind für die Dynamik der Dysgnathieentstehung verantwortlich. Äußere Einflüsse können optimale Wachstumsbedingungen vorfinden oder starken Hemmungen unterworfen werden. Gewebereaktionen auf Umwelteinflüsse sind jedoch nicht stereotyp, so dass z. B. Lutschgewohnheiten nicht obligatorisch zu Kieferverformungen führen. Auch sind topografische Unterschiede im Ober- und Unterkiefer zu berücksichtigen, wobei der Oberkieferalveolarfortsatz besonders anfällig auf Lutschgewohnheiten reagiert, sich aber auch andererseits am besten kieferorthopädisch umformen lässt.

Von den „erworbenen" Kieferanomalien, die im Wesentlichen durch präventive Maßnahmen verhindert oder in ihrer Ausprägung vermindert werden können, sind solche Anomalien, die z. T. auch das „Kieferorthopädische Risikokind" cha-

Untersuchungen von 2.500 Kindergartenkindern und Elternbefragungen zeigten, dass Lutschgewohnheiten an Saugern im dritten und zum großen Teil im vierten Lebensjahr sich von selbst einstellten. Das Daumenlutschen hingegen wird oftmals bis in die Schulzeit weiterhin ausgeübt (Hinz 1989).

Nach Harzer (1999) sind Lutschgewohnheiten psychisch gesteuerte Dysfunktionen, die das Fingerlutschen in den ersten Lebensjahren als eine ganz normale physiologische Befriedigung des Saugtriebes darstellen. Der Aus- und Aufbau kindlicher Reaktions- und Verhaltensweisen sollte geordnet vor sich gehen, nicht aber durch fehlende Zuwendung (Reiz-Unterangebot) oder Überforderung (multimediale Reizüberflutung) gestört werden. In beiden Fällen bleibt das ursprüngliche Muster des Saugtriebes als Abwehrreaktion erhalten (s. auch Kap. 2.-1.).

Habits und Dyskinesien beeinträchtigen die physiologischen Wachstumsprozesse und führen zu

den beschriebenen Kieferanomalien, die oftmals auf biomechanischem Wege allein nicht möglich sind und bedürfen meist psychologischer Beratung und Betreuung. Lutschgewohnheiten, die im ersten Lebensjahr noch als physiologisch anzusehen sind, können bei Beibehaltung über die ersten beiden Lebensjahre hinaus zu Deformierungen der Zahnreihen führen. Dabei wird die kritische Grenze der Einwirkungszeit von Fremdkörpern mit sechs Stunden pro Tag angegeben (Harzer 1999).

Der „Beruhigungssauger" wird häufig von Eltern nicht nur genutzt, um den Saugreflex des Kindes zu stillen, sondern um sich selbst Ruhe zu verschaffen. Die verminderte Zuwendung kann ursächlich für das Weiterbestehen eines Lutsch-Habits sein, so dass eine erhöhte Zuwendung der Eltern auch für das Abstellen von Lutschgewohnheiten erforderlich ist.

Ob Daumen, Finger, Flaschen- oder Beruhigungssauger, ja selbst eingesaugte Lippen oder Wangenschleimhaut sind „Fremdkörper", die bei langer Einlagerung zwischen den Zahnreihen zu Zahnfehlstellungen und Kieferdeformierungen führen.

Daran änderte sich auch nichts durch die Einführung des natur- und kiefergerechten NUK-Saugers, der in den 1950-er Jahren von Müller und Balters entwickelt und von der Herstellerfirma weltweit bekannt gemacht wurde. Diese Neuentwicklung war zweifelsfrei ein Fortschritt, weil sie die weitaus ungünstiger geformten länglichen und runden Ballon- oder Kirschsauger ablösen sollte, was aber bis heute nicht gelungen ist.

Der neue Sauger wurde in vier Größen „altersgerecht" hergestellt und als Mund- und Kieferformer bezeichnet sowie als prophylaktisches und „frühtherapeutisches Gerät" angepriesen (Reichenbach 1971).

Balters (1956) führte dazu unter anderem aus: „Für das Kind tritt durch das Zusammendrücken des Zungenanteils eine zur Seite wirkende Kraft auf, welche die Dehnung der Kiefer bewirkt." Selbst beim offenem Biss sollte durch den Lippenschluss die Zunge daran gehindert werden, sich in den Spalt zwischen die Zahnreihen zu schieben, um so den Zahnreihenschluss zu fördern.

Diese Ansichten wurden im Standardwerk für die deutschsprachige Kieferorthopädie der damaligen Zeit übernommen (A.M. Schwarz 1961), der die Einführung des kieferorthopädischen Saugers als besonders glücklichen Gedanken bezeichnete, statt zum Abgewöhnen des Lutschens eine Art „Aktivator aus Gummi" einzusetzen, um die schädliche Lutschgewohnheit in einen Vorteil für die Kieferentwicklung umzuwandeln.

Auch Ascher (1968) schrieb dem neuen Kieferformer fördernde Eigenschaften zu, da damit Kieferanomalien wie sagittale Frontzahnstufen im Milchgebiss behoben werden könnten und bezeichnete den neuen Beruhigungssauger als „unschädlichste Saugerform".

So verdienstvoll die neue Saugerform im Grundsatz gegenüber den damaligen Saugern war, so waren die postulierten Interpretationen zu deren Wirksamkeit durch hoch angesehene Wissenschaftler – bei allem Respekt – sämtlich falsch.

Eine Untersuchung zum Einfluss des Lutschens und der Beruhigungssauger auf das Milchgebiss von Schlömer (1984) wies nach, dass die NUK-Sauger sich kaum von anderen Saugern in ihrer Wirkung unterschieden. Außerdem war durch Elternbefragung die Tendenz erkennbar, dass der Beruhigungssauger doppelt so lange (etwa 6 Stunden) benutzt wurde wie der Daumen oder die Finger.

Unter Hinweis auf Kieferanomalien, besonders ausgeprägte frontal offene Bisse, bezeichnete der Autor die Größe 4 des NUK-Saugers als „Kieferverformer" und verlangte von der Herstellerfirma, die Einstellung des Vertriebes von diesem großen Sauger, der seither nicht mehr hergestellt wird.

Aus kieferorthopädischer Sicht ist jeder Sauger ein Fremdkörper, wobei der kritische Teil eines jeden Beruhigungssaugers der zwischen den Zahnreihen verlaufende Übergang vom Mundvorhof in die Mundhöhle ist und eine permanente, geringe Kraft auf die Schneidezähne ausübt. Diese ist ausreichend, um die betroffenen Milch- oder permanenten Zähne zu intrudieren und den Alveolarfortsatz aufzubiegen. Der im Vergleich zur Mamille viel zu große und zu lange Lutschkörper verdrängt die Zunge in eine kaudale und dorsale Lage, die Anlass zum Schnarchen oder zur Schlafapnoe ist. Die anhaltende Saugwirkung komprimiert zusätzlich den oberen Zahnbogen und führt zu seitlichen Kreuzbissen und zum Schmalkiefer.

Elternbefragungen ergaben, dass schnarchende Kinder früher überwiegend Beruhigungssauger benutzten (63 %) im Gegensatz zum Daumenlutschen (10 %) oder zur Dauernuckelflasche (22 %, dazu vgl. Hinz et al. 2006).

Sinnvoll erscheinen nur zwei Größen von Saugern (ohne und mit Zähnchen) und ein möglichst dünner Schaft zwischen den Zähnen, um die Entstehung offener Bisse zu minimieren. Das war für Brockhaus und den Autor Veranlassung, über eine Neugestaltung eines Beruhigungssaugers nachzudenken, der sich durch einen dünnen Schaft und einen nach kranial gerichteten Saugkörper auszeichnete, damit die Zunge nicht soweit nach kaudal abgedrängt wird. Weiterhin ist er durch eine Einbissstufe (besonders bei der Größe 2) gekennzeichnet, um die un-

vermeidbare Bisssperre so gering wie möglich zu halten.

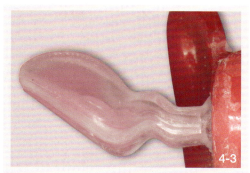

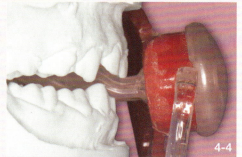

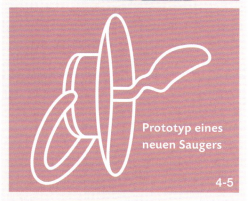

Abb. 4-3 bis 4-5: Silikonsauger DENTISTAR mit flachem Schaft

Aber auch dieser Sauger ist ein Fremdkörper, der bei längerem Gebrauch – wenn auch zu geringeren – Zahnfehlstellungen führen kann. Deshalb verlangte der Autor von der Herstellerfirma, dass in der Beschreibung und in der Werbung für diesen Beruhigungssauger der Gebrauch nur bis zum zweiten Lebensjahr empfohlen werden soll. Falls ein geringer offener Biss zwischen den Schneidezähnen entsteht, so darf damit gerechnet werden, dass sich die Zunge nicht in den kleinen Spalt, wie bei umfangreicheren offenen Bissen, einlagert und es zu einer Selbstausheilung kommt. Außerdem kann erwartet werden, dass sich Folgen für den inkompetenten Lippenschluss vermeiden lassen.

⮑ 4.-1. Frühzeitiges Abgewöhnen von Lutschgewohnheiten

Nach dem Ende der Säuglingszeit, mit der Umstellung von flüssiger auf zunehmend feste Kost verliert das Lutschen seine physiologische Berechtigung (Kap. 1). Dem steht die Mode mit dem ganztägigen Gebrauch des Beruhigungssaugers gegenüber, d. h., das Kind wird „ruhig gestellt".

Als Ausdruck geistiger Entwicklung gilt der Spracherwerb, das ist das Erlernen der Muttersprache. Ein Ruhigstellen während der Wachzeit ist aus entwicklungsphysiologischer Sicht für ein gesundes Kind deshalb unangebracht. Die frühzeitige Orientierung auf eine nur der Beruhigung des Säuglings dienende Lutschgewohnheit nach den Malzeiten oder vor dem Einschlafen erleichtert die Entwöhnung.

Grundsätzlich ist das Abgewöhnen des Lutschens für das Kleinkind nicht schädlich. Die Möglichkeiten des Entzuges sind ebenso wie die zeitliche Steuerung des Lutschens bei Anwendung eines Nuckels einfacher.

Das Abgewöhnen von Lutschgewohnheiten ist auch bei Kleinkindern unterschiedlich anstrengend. Die Konsequenz der Eltern ist dabei entscheidend. Einmal entwöhnt, trägt das Kind keinen „Entzugsschaden" davon.

Nach Sergl (1985) gibt es mehrere Möglichkeiten, wie Lutschgewohnheiten bzw. Verhaltensgewohnheiten verschwinden können.

1. Das Verhalten wird **verleidet**: Wenn durch eine bestimmte Verhaltensweise ein zusätzlicher unangenehmer Effekt eintritt, kann das Verhalten künftig ausbleiben. Eine solche „aversive Konditionierung" liegt vor, wenn die Lutschgewohnheit z. B. mit unangenehmen Geschmacksempfindungen durch scharfen Senf oder Bitterstoffe assoziiert wird oder mit unangenehmen taktilen Reizen durch orale Geräte, die mit Dornen oder Zungengitter ausgestattet sind, einhergehen bzw. auch mit körperlichen Strafen verbunden sind. Ähnlich ist die Verleidung von Gewohnheiten durch primär seelische Reize, wie sie hauptsächlich mit Erziehungsmaßnahmen gesetzt werden, nämlich durch das Gefühl, die Eltern oder den Arzt zu erzürnen, deren Gunst zu verlieren bzw. ein gegebenes Versprechen nicht zu halten. Auch die Vorstellung, verspottet zu werden, spielt ab dem Schulalter zunehmend eine Rolle.

2. Das Verhalten wird **verhindert**: Wenn durch einen Eingriff von außen die Betätigung in der bisherigen Form verhindert wird wie z. B. durch Ellbogenmanschetten oder zugenähte Nachthemden. Diese auf Zwang abgestellten Maßnahmen werden mit Recht von Kinderpsychologen abgelehnt.

3. Das Verhalten wird **überflüssig**: Wenn das reifere Kind von anderen Aktivitäten ausgefüllt ist, die ihm Freude machen, kann auf die alte Gewohnheit verzichtet werden. Günstige Begleitumstände liegen vor, wenn die neuen Verhaltensweisen mit der alten Gewohnheit unvereinbar sind. Ein Kind, das gern turnt, bastelt oder malt, kann nicht gleichzeitig am Daumen lutschen oder beim Flötespielen einen Sauger tragen.

Bei allen Maßnahmen, schädliche Gewohnheiten abzugewöhnen, muss das Kind das Gefühl haben, dass es sich freiwillig auch Unannehmlichkeiten unterzieht, um an seinen Entschluss erinnert zu werden „ich will nicht mehr lutschen" oder andere Gewohnheiten nicht mehr auszuüben.

Das gilt auch für die seit vielen Jahren bekannten Bitterstoffe wie z. B. Daumexol® *(Abb. 4-6)* das es in der Apotheke gibt, um das Lutschen am Daumen oder Fingern abzustellen. Es wird mit Erfolg bei Schulkindern angewendet, die sich die Tinktur selbst – mit dem Bewusstsein, nicht mehr lutschen zu wollen – abends auf den Lutschfinger auftragen. Das Zunähen von langärmligen Nachthemden oder Schlafanzügen ist bei Kleinkindern unter zwei Jahren – unter Vorbehalt – eine Möglichkeit, die Lutschgewohnheit nachts zu stoppen.

Lutschgewohnheiten im Schulalter müssen dagegen die psychosomatische Komponente berücksichtigen. Gespräche mit den Kindern sind hilfreich. Dabei ist es wichtig, den Stellenwert der Selbstüberwindung als eine notwendige, aber hohe Anforderung an das Kind zu formulieren. Das Kind muss spüren, dass der Prozess des Abgewöhnens des Lutschens mit Anerkennung und Motivation seitens der Behandler unterstützt wird. Das von Eltern häufig gewünschte Einsetzen einer kieferorthopädischen Apparatur allein zwecks Abgewöhnens des Lutschens geht an dem psychischen Befriedigungsmechanismus des Kindes vorbei. Vielmehr kommt es darauf an, seine eigene Persönlichkeit zu stärken, damit der „Kampf gegen sich selbst" erfolgreich wird.

Geistig behinderte Kinder stellen ein besonderes Problem dar. Bei ihnen sind notfalls mechanische Barrieren mittels fest sitzender Techniken hilfreich. Sie werden in der Regel erst nach Durchbruch der Sechsjahrmolaren angewandt, wenn die Gebissanomalie extreme Ausmaße annimmt.

Das Abgewöhnen von Lutschgewohnheiten ist nach Vollendung des 2. Lebensjahres anzustreben, da in diesem Zeitraum Kieferanomalien entstehen, wenn äußere Einflüsse nicht abgestellt werden. Kinder gelten jedoch erst ab dem 4. Lebensjahr mit apparativer Hilfe als „behandlungsfähig", um eigenverantwortlich kieferorthopädische Behandlungsgeräte einzusetzen und zum Essen herauszunehmen. Vor diesem Hintergrund war eine apparative Versorgungslücke von zwei Jahren zu beklagen, die durch ein einfaches Frühbehandlungsgerät geschlossen werden konnte, mit dem kleine Kinder komplikationslos umgehen können.

Es ist eine Mundvorhofplatte aus Silikon mit seitlichen Aufbissen, um das Gerät besser im Mund zu halten. Es ist dadurch gekennzeichnet, dass sich kein frontaler Aufbiss zwischen den Schneidezahnreihen befindet, so dass kein offener Biss begünstigt wird und bei geringfügiger Bissöffnung eine unbehinderte Selbstregelung möglich ist.

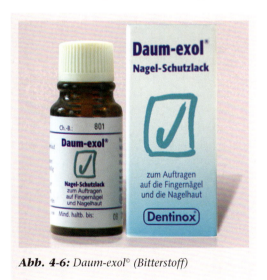

Abb. 4-6: *Daum-exol® (Bitterstoff)*

Da das Lutschen mit einfachen, stereotyp ablaufenden Bewegungen verbunden ist und diese schließlich das „Lustempfinden" auslösen, ist die Idee sinnvoll, dem Bewegungsdrang der Kinder Aufbissflächen an der modifizierten Mundvorhofplatte (MVP) entgegenzusetzen *(Abb. 4-7 – 4-9)*.

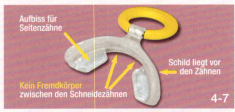

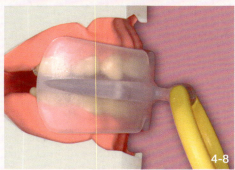

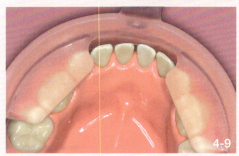

Abb. 4-7 – 4-9:
„Entwöhnungssauger" STOPPI

➲ 4.-2. Die individuelle Mundvorhofplatte

Die heute am meisten verwendete genormte Mundvorhofplatte hat eine lange Entwicklungsgeschichte und ihren Ursprung in der individuell hergestellten Vorhofplatte, die Bredy (1967) als „ältestes funktionell wirkendes Gerät" bezeichnete.

Sie wurde nach Abformung der Kiefer von Newell (1912) individuell aus Kautschuk hergestellt, womit nicht nur die Mund- auf Nasenatmung umgestellt werden sollte, sondern ihm auch geeignet erschien, Daumenlutschen und Zähneknirschen zu verhindern. Körbitz (1914), der das Gerät als „Lippenformer" bezeichnete, wollte damit einen kräftigen und formenden Einfluss auf die Lippen ausüben. Er sprach sich weiter dafür aus, der Mundatmung und Mundoffenhaltung so früh als möglich entgegen zu wirken, da sie in diesem Entwicklungsstadium noch völlig abgestellt werden kann.

Durch Übungen mit der Mundvorhofplatte stellte Giacometti (1947) fest, dass eine Kräftigung der Kaumuskulatur (bei Herausziehen der Platte aus dem Mund) von 0,8 – 1,0 kg auf 1,5 – 2,0 kg gesteigert werden konnte. Hotz (1961) empfahl die Mundvorhofplatte bei Kleinkindern zur Beseitigung von Lippenbeißen, Lutschen und Mundatmung.

Owmann-Moll et al. (1984) untersuchten die Wirkung der MVP bei Kindern mit „schlussunfähigen", zu kurzen Oberlippen und stellten fest, dass auch nach einjähriger Behandlung weder die Morphologie noch die elektromyografisch untersuchte Funktion der Lippen beeinflusst werden konnten. Nur die Kraft, die der ausgeübten Kraft von außen entgegenwirkt (bei Zugübungen mit der MVP), konnte erhöht werden.

Die Wirkung der individuellen Mundvorhofplatte – mit und ohne Zungengitter – auf die Stellung der Frontzähne wurde von Zobel (2005) durch eine retrospektive Studie anhand von prä- und posttherapeutischen Studienmodellen der Universität Freiburg aus den Jahren 1993 bis 2002 überprüft. Die jeweilige Behandlungszeit hatte durchschnittlich 11,8 Monate angedauert. Wie auch andere Autoren vorher festgestellt haben, übte die an den protrudiert stehenden oberen Schneidezähnen anliegende Mundvorhofplatte einen Druck aus, der zu Retrusionsbewegungen führte. An den Schneidezähnen des Unterkiefers war aufgrund der inhibierten Unterlippe durch das Schild eine geringe Protrusion der Zähne nachzuweisen. Die erzielten Zahnbewegungen sind jedoch sehr gering und unseres Erachtens unbedeutend, wenn andererseits geschlussfolgert wird, dass die MVP das Gerät zur Vorbehandlung orofazialer Dyskinesien im Milch- und Wechselgebiss sei und notwendige Zahnbewegungen gezielter mit anderen individuell angefertigten Apparaturen erfolgen könnten.

➲ 4.-3. Die genormte Mundvorhofplatte

Die „genormte" vorgefertigte Mundvorhofplatte aus Perlon wurde von Schönherr 1957 vorgestellt, die in drei Größen hergestellt wurde. Sie wurde überwiegend in der DDR und in osteuropäischern Staaten, insbesondere in Polen, angewendet, wo man sie in Kindergärten einsetzte. Lanzendoerfer (1972) berichtete nach Eingliederung von 1.072 Mundvorhofplatten bei Kindern im Alter von 3 – 7 Jahren mit Distalbisslage, seitlichen Kreuzbissen und frontal offenen Bissen. Erfolgreich mit der MVP nach Schönherr behandelt wurden 41,3 %, mit Teilergebnis 26,9 % bei einem Abbruch der Behandlung von 26,0 %.

In Westdeutschland damals weitgehend unbekannt, veranlasste Schönherr 1973 den Autor, die genormte Mundvorhofplatte „im Westen" bekannt zu machen und weiter zu entwickeln. Sie wurde daraufhin in der BRD im Design geändert, in zwei Größen hergestellt und später durch Einbisskäppchen, Zungengitter und Stimulationsperre modifiziert sowie alternativ aus Silikon gefertigt.

In der Literatur waren damals wie heute keine Angaben über die Häufigkeit der Anwendung von Hilfsmitteln zur Abgewöhnung von Lutschgewohnheiten zu finden. Daher wurde ein Jahr nach Vorstellung der neuen „Mundvorhofplatte Standard" eine Befragung von 1.050 kieferorthopädisch tätigen Zahnärzten und Kieferorthopäden in Nordrhein-Westfalen durchgeführt (Hinz 1975).

Bei einem Rücklauf von 405 Fragebögen wurden folgende Angaben über verwendete oder empfohlene Hilfsmittel (teilweise Mehrfachangaben) gegeben:
• Strahlenhandschuhe n. Korkhaus   n = 24
• Anschnallbare Arm-Manschetten
  n. Kantorowicz   n = 53
• Antilutschvorrichtung
  mit Luftkanal n. Steinle   n = 13
• Bitterstoff (Daumexol)   n = 224
• fest sitzende Behelfe mit Zungengitter   n = 7
• Platte mit Zungengitter   n = 55
• Anti-Lutschvertrag (meist mündlich) n = 121
• Genormte Mundvorhofplatte   n = 104
• Individuelle Mundvorhofplatte   n = 21 x.

Parallel dazu wurden Untersuchungen in 25 Kindergärten und 25 Grundschulklassen bei gleichzeitiger Elternbefragung durchgeführt mit dem Ergebnis, dass 33 % der Kindergartenkinder und 23 % der Kinder in den ersten beiden Grundschulklassen Lutschgewohnheiten aufwiesen.

Während mit den individuell hergestellten Mundvorhofplatten auch Zahnfehlstellungen behoben werden sollten, was man in Osteuropa auch mit der genormten MVP im großen Stil vornahm, wurde die neue Mundvorhofplatte durch den Autor bewusst (aus standespolitischen und vertragsrechtlichen Gründen) nur als „Prophylaxe-Gerät" und für interzeptive Maßnahmen propagiert, obgleich auch, wie mit individuellen Mundvorhofplatten, Frontzahnstufen verringert und offene Bisse damit geschlossen werden können. Die Mundvorhofplatte sollte in erster Linie als Ersatzhandlung bei Lutschgewohnheiten und Dysfunktionen verstanden werden und durch den kindgerechten Namen „MUPPY" zur Trage-Motivation beitragen.

Durch eine vom Autor 1974 durchgeführte multizentrische Studie, an der 50 Kieferorthopäden und Zahnärzte teilnahmen, konnte belegt werden, dass innerhalb von 10 Tagen 76 % der Kinder das Lutschen mit einer einfachen Mundvorhofplatte (Standard) einstellten, wenn das Gerät täglich 2 bis 3 Stunden am Tage und nachts regelmäßig getragen wurde. Nach der späteren Modifikation der MVP-K (mit Käppchen bei vorliegenden Frontzahnstufen) beträgt die Erfolgsquote über 90 %.

Durchschnittlich sind 2 bis 3 Kontrollen (4- bis 6-wöchentlich) notwendig. Auch nach Abgewöhnung des Lutschens sollte die MVP noch vier bis sechs Wochen weiter getragen werden, um einem Rückfall in alte Gewohnheiten vorzubeugen.

Die „MVP Standard" wird als Austauschobjekt des Lutschkörpers – einschließlich des Daumens, Fingers oder anderer Gegenstände – eingesetzt, um Kindern einen Ersatz anzubieten, soweit noch keine oder nur geringfügige Zahnfehlstellungen eingetreten sind.

Die Tragezeit aller MVPs beträgt am Tage mindestens zwei Stunden sowie die ganze Nacht. Den Eltern ist klar zu machen, dass die MVP am Tage stundenweise getragen werden muss, auch dann, wenn das Kind überwiegend nur beim Einschlafen oder nur nachts am Daumen oder am Beruhigungssauger lutscht, da sich die Zunge an den Fremdkörper bei Bewusstsein – d. h. am Tage – gewöhnen soll.

Eine Kontraindikation für die Anwendung der Mundvorhofplatte gibt es praktisch nicht, da ungewollte Überkorrekturen ausgeschlossen sind *(Abb. 4-10)*.

Die MVP mit Zungengitter (MVP-Z) ist bei offenem Biss indiziert, hält die Zunge zurück und verhindert, dass sie sich zwischen die Zahnreihen legt, was die Voraussetzung zur Selbstausheilung ist.

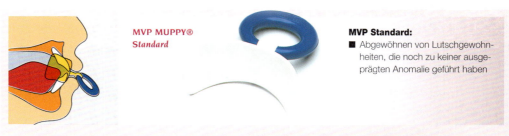

MVP MUPPY®
Standard

MVP Standard:
■ Abgewöhnen von Lutschgewohnheiten, die noch zu keiner ausgeprägten Anomalie geführt haben

Abb. 4-10: *MVP-Standard aus Kunststoff (schlagfestem Polysterol) oder aus Silikon (Silopren 2670) gefertigt*

Kontraindiziert ist die MVP-Z als Behandlungsmittel nur bei skelettal-offenen Bissen und bei Engstand der Schneidezähne des Oberkiefers.

Liegt ein Habit mit einem Beruhigungssauger vor, so ist ein freiwilliger Austausch Beruhigungssauger gegen MVP in der Praxis vorzunehmen. Grundsätzlich sollten auch alle anderen Sauger, die noch zuhause aufbewahrt werden, eingezogen werden, damit jegliche Versuchung, wieder zum Sauger zu greifen, unterbunden wird *(Abb. 4-11)*.

Die MVP mit Käppchen für die unteren Schneidezähne ist für das Abgewöhnen von Lutschgewohnheiten indiziert, bei protrudiert stehenden oberen Schneidezähnen oder bei Rücklage des Unterkiefers mit einer Frontzahnstufe. Durch das Käppchen wird ein Abkippen der MVP vermieden, der Mundschluss gleichzeitig trainiert und die regelrechte Nasenatmung geübt. Bei größeren Frontzahnstufen ist die „Aktivator-Wirkung", neben der Abgewöhnung des Habits, eine Vorbehandlung für eine spätere umfangreiche funktionskieferorthopädische Behandlung.

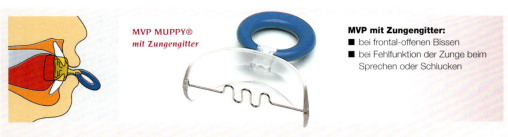

MVP MUPPY®
mit Zungengitter

MVP mit Zungengitter:
- bei frontal-offenen Bissen
- bei Fehlfunktion der Zunge beim Sprechen oder Schlucken

Abb. 4-11: Mundvorhofplatte mit Zungengitter, aus Polysterol oder transparentem Polycarbonat

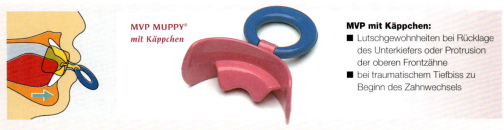

MVP MUPPY®
mit Käppchen

MVP mit Käppchen:
- Lutschgewohnheiten bei Rücklage des Unterkiefers oder Protrusion der oberen Frontzähne
- bei traumatischem Tiefbiss zu Beginn des Zahnwechsels

Abb. 4-12: Mundvorhofplatte mit Käppchen aus Polysterol oder Silopren

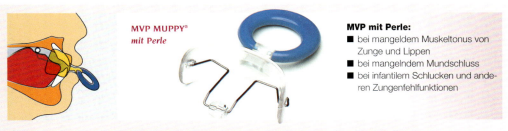

MVP MUPPY®
mit Perle

MVP mit Perle:
- bei mangeldem Muskeltonus von Zunge und Lippen
- bei mangelndem Mundschluss
- bei infantilem Schlucken und anderen Zungenfehlfunktionen

Abb. 4-13: Mundvorhofplatte mit Stimulations-Perle aus transparentem Polycarbonat

Als Soforthilfe ist die MVP mit Käppchen (MVP-K) zur Bisshebung bei traumatischem Tiefbiss, der häufig nach Durchbruch der bleibenden unteren Schneidezähne auftritt, einsetzbar. Der Einbiss in das frontal angebrachte Käppchen sperrt seitlich den Biss und führt zu geringer Elongation der Sechsjahrmolaren und damit zur Entlastung schmerzhafter Folgen des Tiefbisses *(Abb. 4-12)*.

Im Gegensatz zu den anderen Mundvorhofplatten, die in erster Linie zur Abgewöhnung von Habits eingesetzt und nur wenige Wochen getragen werden, kann die MVP mit Zungengitter als einfacher Behandlungsbehelf über mehrere Monate Verwendung finden, um den offenen Biss zu schließen *(Abb. 4-11)*.

Die Modifikation der MVP mit einer Stimulationsperle ist bei ausgeprägter Haltungsschwäche der Zunge gedacht, um sie aus ihrer kaudalen Lage zu befreien und an den Gaumen zu führen *(Abb. 4-13)*.

⟳ 4.-4. Der Position-Trainer

Ein weiteres vorgefertigtes Frühbehandlungsgerät ist in Australien von MYOFUNCTIONAL RESEARCH & CO entwickelt worden und ist Teil eines umfangreichen „Trainer"-Programms.

Für Vorschulkinder wurde der „Infant-Trainer" geschaffen, der als aktives Trainigsgerät aus Silikon, das mit einem Luftpolster ausgestattet ist, das Aufbeißen anregen sowie eine Stimulation der sich entwickelnden Kiefer- und Gesichtsmuskulatur bewirken soll. Zur richtigen Einstellung der Zungenlage soll eine Zungenlasche dienen, die sich gaumenwärts hinter den oberen Schneidezähnen befindet *(Abb. 4-14)*.

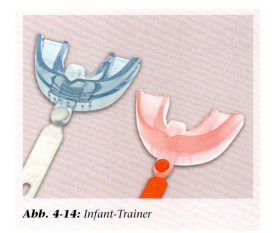

Abb. 4-14: *Infant-Trainer*

Zum aktiven Aufbeiß-Training soll der „Infant-Trainer" zweimal täglich 10-20 Minuten benutzt werden. Soweit Mundatmung oder Lutschgewohnheiten vorliegen, ist das Gerät auch nachts zu tragen.

Zur Behandlung der 6- bis 10-Jährigen im frühen Wechselgebiss wird ein weiteres vorgefertigtes elastisches Gerät aus Polyurethan, der „Position-Trainer", zur Behandlung von oralen Dysfunktionen und myofunktionellen Problemen angeboten. Er ist einem individuell nach Set-Up hergestellten Positioner – ohne einzelne Zahnfächer – ähnlich und umfasst den oberen und unteren Zahnbogen. Dadurch wird das Kind zur Nasenatmung und zum Mundschlusstraining veranlasst. Bei Rücklagen des Unterkiefers erfolgt eine Vorverlagerung in den Neutralbiss. Auch dieses Gerät hat zum myofunktionellen Training ein „Zungenstück", das hinter den oberen Schneidezähnen liegt *(Abb. 4-15, 4-16)*.

Während des Zahnwechsels hält der Position-Trainer fehlerhafte Weichteildysfunktionen von den Zähnen ab, so dass sich kleine Stellungsanomalien bei deren Durchbruch damit beheben lassen. Das Gerät wird in zwei unterschiedlichen Shor-Härten hergestellt: die weichere flexiblere Variante ist bei ausgeprägteren Zahnfehlstel-

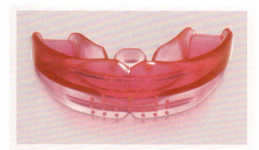

Abb. 4-15: *Roter Position-Trainer als Initialgerät*

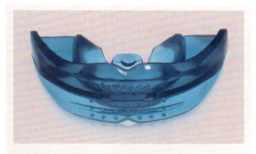

Abb. 4-16: *Blauer Position-Trainer*

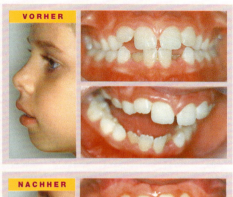

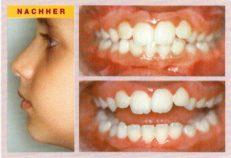

Abb. 4-17: *Präventive Behandlung 13 Monate lang eines 7-jährigen Mädchens mit zwei Position-Trainern bei geöffnetem und geschlossenem Mund*

lungen (z. B. Staffelstellung der unteren Frontzähne) ca. 6 Monate überwiegend nachts und eine Stunde am Tage zu tragen, um anschließend ein zweites Gerät mit einer höheren Shor-Härte zur Weiterbehandlung von Dysfunktionen und zur Stabilisierung der neuen Zahnstellungen zu erhalten *(Abb. 4-17)*.

> Die primäre und sekundäre Prävention zur Vermeidung von Zahnfehlstellungen und Kieferanomalien sowie von oralen Dysfunktionen ist geeignet, nicht nur Kieferanomalien zu verhindern, sie leistet einen wesentlichen Beitrag zur Prävention gegen schlafbezogene Atmungsstörungen bei Kindern und Jugendlichen.

Nicht immer sind im jungen Milchgebiss mit Funktionsstörungen Gebissanomalien vorhanden. Trotzdem gilt das Gesetz der zeitlichen

Dauer ihrer Wirksamkeit, d. h., die Prognose der Gebissentwicklung ist belastet. Wenn auch anfänglich noch keine Gebissanomalie vorliegt, stellt dennoch die offene Mundhaltung ein medizinisches Problem dar, dass zu häufigen Infekten der oberen Atemwege mit Mittelohrbeteiligung und zur Hypertrophie der Tonsillen führen kann, wodurch die oberen Atemwege eingeengt und Schlafstörungen und Schnarchen vorprogrammiert werden.

Besonders wenn bereits Veränderungen der Zahnbogenform und der Okklusionsbeziehungen erkennbar sind, müssen die Kinder kieferorthopädisch-präventiv betreut werden.

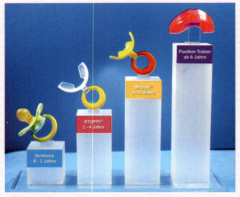

Abb. 4-18:
„Präventionstreppe" zur lückenlosen Prävention

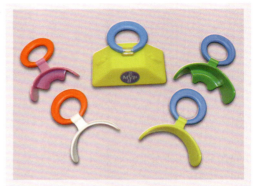

Abb. 4-19: *Im Handel übliche konfektionierte Mundvorhofplatten (roter Ring: kleinere Größe, blauer Ring: größere Größe)*

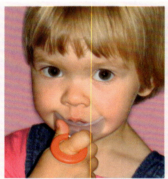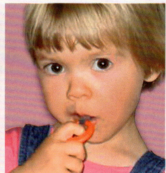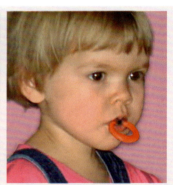

Abb. 4-20: *Leicht verständliche Empfehlungen für die täglichen Übungen. Geschick und Konsequenz der Eltern sind entscheidend, ob das Training mit der Mundvorhofplatte zu einer Spaß machenden Gewohnheit wird.*

Im Mittelpunkt steht das Training des Lippenschlusses. Dazu sind alle im Handel üblichen, konfektionierten Mundvorhofplatten geeignet *(Abb. 4-19)*.

Günstig ist es, zu Beginn die elastische Mundvorhofplatte zu benutzen, später aus festem Kunststoff, um die Wangen von den seitlichen Zahnreihen abzuhalten. Nach der aufklärenden Überzeugungsarbeit des Behandlers müssen den Eltern genaue, leicht verständliche Empfehlungen für die täglichen Übungen gegeben werden *(Abb. 4-20)*.

Häufige kurze Trainingszeiten von wenigen Minuten sollten die Konzentrationsfähigkeit der Kinder nicht überfordern. Nur wenn die Mundvorhofplatte fest mit den Lippen gehalten wird, ist eine muskuläre Wirkung vorhanden *(Abb. 4-21)*. Dieses Festhalten mit den Lippen ist ein wichtiger Teil des Übungsprogramms. Zugübungen am Ring erhöhen den spielerischen Trainingseffekt. Die angewandten Kräfte der Lippe werden aber häufig durch Ansaugen unterstützt.

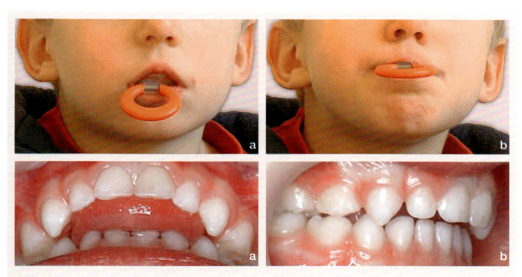

Abb. 4-21: *Konfektionierte Mundvorhofplatte aus Hart- oder Weichplast*
a) *mangelnder Trainingseffekt mit der Mundvorhofplatte bei fehlendem Lippenschluss*
b) *sichtbare Anspannung der Lippen, des Kinnmuskels und der Wangen bei Mundschluss*

Kontrolltermine in 6- bis 8-wöchigem Abstand mit Demonstrationen des Übungsverlaufes sind notwendig und lassen erkennen, ob die Übungen tägliche Gewohnheit geworden sind und setzen das motivierende Gespräch mit den Eltern fort. Sie dienen auch zur Einschätzung des Schweregrades und des Umfanges der Funktionsstörungen. Die Eltern sollten sich auf eine nicht zu kurze Zeit für die Anwendungen einrichten. Wenn Logopäden in die Behandlung einbezogen werden, empfiehlt sich auch die Anfertigung individueller Mundvorhofplatten *(Abb. 4-24)*. Nach Absprache mit den Logopäden können Orientierungshilfen (Stimulationselemente) in Form von Perlen o. Ä. eingearbeitet werden.

Bei Kindern mit interdentaler Zungenlage in Ruhe oder beim Schlucken erweisen sich filigrane Zungengitter mit Kunststoffpelotten als nützlich, während große, zu weite linguale Zungengitter lediglich „Zungenfunktionsstörer" sind, stellen sie eine gute Lernhilfe für die Zunge dar.

Für die individuelle Mundvorhofplatte ist eine Abformung der Kiefer erforderlich. Die ringlose Mundvorhofplatte ermöglicht besonders gut das Training des Mundschlusses.

Die meisten vorgefertigten Mundvorhofplatten haben einen Haltering, wie er auch an Beruhigungssaugern angebracht ist. Wenn Kinder, besonders Schulkinder, diesen als nicht „altersgerecht" ablehnen, kann er entweder durch eine kurze kräftige Drehung entfernt oder bei elastischen Einstückplatten abgeschnitten werden. Der modifizierte Lippenaktivator nach Dass *(Abb. 4-23)* wird von den Kindern als „Sportgerät für die Lippen" ersatzweise akzeptiert. Es gilt wie bei der Mundvorhofplatte, dass nur die Ausdauer den Übungserfolg bringt. Ein wesentlicher Aspekt dieses „sportlichen Trainings" ist es, dem Kind seine Haltungsschwäche bewusst zu machen, ganz nach dem Sprichwort „Selbsterkenntnis ist der erste Weg zur Besserung".

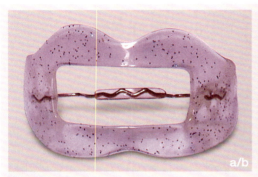
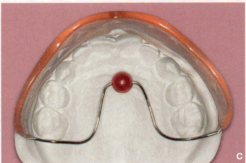

Abb. 4-22:
Individuelle Mundvorhofplatten nach Abformung der Kiefer
a) Ein palatinaler Versteifungsbügel verhindert den Kontakt der Mundvorhofplatte mit den Zähnen.
b) Ein Lippenschild trägt zur Umerziehung der interdentalen Zungenlage bei.
c) Die Anbringung von Spielkörpern dient der Umorientierung der Zunge beim Schlucken und Sprechen.

Das Beispiel in Abbildung *4-25* zeigt eine Mutter mit ihrem 3 Jahre, 2 Monate alten Kind. Der Junge ist durch seine offene Mundhaltung mit sichtbar kaudaler Zungenlage gekennzeichnet. Die feuchte ausgerollte Unterlippe lässt die Schneidezähne sichtbar werden. Häufige Infekte

Abb. 4-23: *Der Lippenaktivator nach Dass wurde mit Kunststoffauflagen versehen. Zusammen mit ihrer wellenförmigen Gestaltung sind auch längere und wiederholt angewandte Übungen problemlos möglich.*

und nächtliches Schnarchen wurden anamnestisch angegeben. Die Mutter hat selbst einen gezwungenen Mundschluss. Ihre Motivation für ihr Kind ist groß. Wir begannen die Mund-

schlussübungen mit einer konfektionierten Mundvorhofplatte aus Weichplast. In *Abb. 4-25d* ist die Anspannung der Lippen, des Kinnmuskels und der Wangenmuskulatur gut zu erkennen. Bereits nach drei Monaten war die offene Mundhaltung am Tage deutlich verbessert. Das nächtliche Schnarchen ist nur noch bei Infekten vorhanden.

In *Abb. 4-26* ist ein eineiiges Zwillingspaar mit statischen und dynamischen Funktionsstörungen dargestellt. Das Mundschlusstraining erfolgte mit einer konfektionierten Mundvorhofplatte. Trotz des interdentalen Schluckmusters, das den offenen Biss wesentlich verursacht hat, konnte beim Schneidezahnwechsel eine wesentliche Korrektur des offenen Bisses erreicht werden. Die offene Mundhaltung ist zu diesem Zeitpunkt noch nicht überwunden. Das Training mit unterschiedlichen Mundvorhofplatten erfordert vom Behandler und von den Eltern gleichermaßen anhaltende Anstrengungen.

In *Abb. 4-27* ist die Situation eines vierjährigen Mädchens dargestellt. Bis zum Beginn der Übungstherapie mit der Mundvorhofplatte hielt

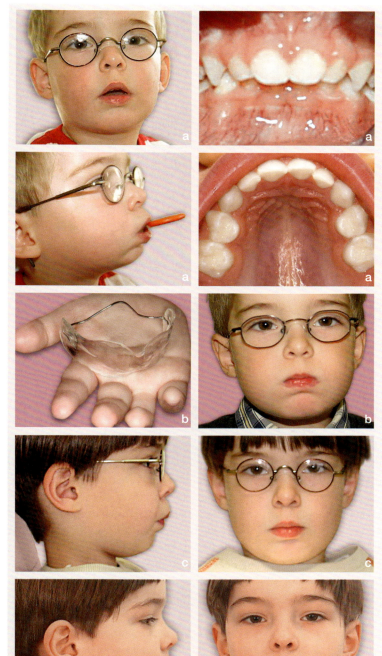

Abb. 4-24a-d:

4,5 Jahre alter Junge

a) offene Mundhaltung
Die Gebissanomalie ist
gekennzeichnet durch
einen schmalen oberen
Zahnbogen, in Okklu-
sion besteht eine sagit-
tale Schneidekanten-
stufe von 6 mm bei
beidseitigem Distal-
biss. Die Demonstra-
tion der Mundschluss-
übung fällt anfänglich
sehr schwer.

b) Das nachfolgende
Mundschlusstraining
erfolgt mit einer indi-
viduellen Mundvor-
hofplatte. Trotz des
grazilen Gerätes ist
das Kind funktionell
überfordert.

c) Kind drei Monate nach
Mundschlusstraining
mit individueller MVP
in situ

d) Verbesserung des
Lippenschlusses nach
12 Monaten

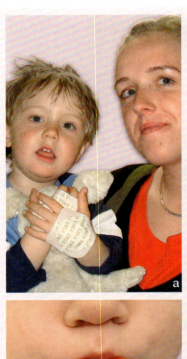
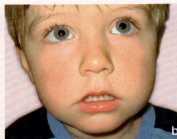
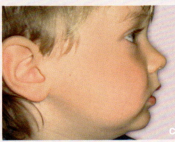
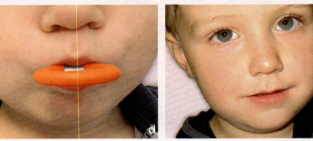

Abb. 4-25:

a) *Mutter mit angespann-tem Mundschluss und ihrem 3 Jahre, 2 Monate alten Kind*

b/c)*Die Gesichtsfotos des Kindes dokumentieren die offene Mundhal-tung. Die Unterlippe ist ausgerollt, die feuchte Schleimhaut und die unteren Schneidezähne sind sichtbar.*

d) *Das effektive Mundschlusstraining wird durch die ange-spannte Muskulatur der Lippen, des Kinns und der Wangen sicht-bar.*

e) *Deutliche Verbesserung der Haltungsschwäche nach 3 Monaten*

das Daumenlutschen an. Die Gebisssituation war durch eine Protrusion und einen offenen Biss bei Distalbiss gekennzeichnet. Ohne Lutschausü-bung fiel zunehmend häufig der fehlende Lip-penschluss auf. Das Training mit der Mundvor-hofplatte führte innerhalb eines Jahres zur Selbstausheilung der Lutschprotrusion und des lutschoffenen Bisses. Die Reststufe ist dem Distal-biss geschuldet. Dennoch ist ihre weitere Redu-zierung ohne Zungen- und Lippendyskinesien zu erwarten. Das heißt, es kann sich eine neue, an-dere Anomaliesituation ergeben. Die Vorschub-situation weist aus, dass die Zahnbögen bestens für eine Bisslagekorrektur vorbereitet sind.

Da Kind und Eltern hochmotiviert waren, haben wir der erfolgreichen Prävention eine kurze Früh-behandlung folgen lassen und die Bisslagekor-rektur mit einem Federbügelaktivator vorgenom-men *(Abb. 4-27i)*. Das Kind sollte dieses Gerät nachts tragen. Da keine Haltungsschwäche und keine Atemwegsabstruktion vorlag, kam es in sechs Monaten zu einer sicheren Einstellung in die neutrale Verzahnung.

Wenn bei erfolgreicher Prävention die bei Distal-biss notwendigermaßen vorliegende Reststufe nicht zeitnah therapeutisch durch Einstellen in die neutrale Bisslage aufgehoben wird, kommt es sekundär zu dentoalveolären Anpassungen durch die Retrusion der oberen Schneidezähne. Es ist

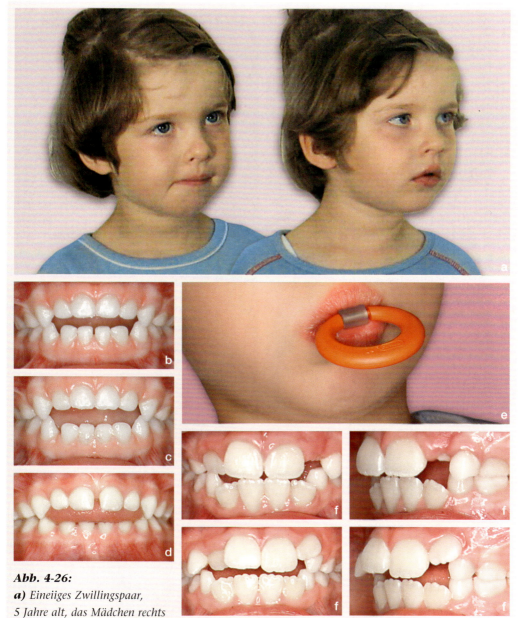

Abb. 4-26:

a) *Eineiiges Zwillingspaar,*
5 Jahre alt, das Mädchen rechts
demonstriert die Haltungsschwäche der Mädchen, während das andere sich bemüht, die Lippen
*geschlossen zu halten **b/c)** beide Mädchen weisen einen offenen Biss auf, der sich nur geringfügig im*
*Ausmaß unterscheidet **d)** die interdentale Zungenposition beim Schlucken, Sprechen und in Ruhe*
***e)** Demonstration der Mundschlussübungen mit der Mundvorhofplatte **f)** Beim Wechsel der*
Schneidezähne ist der offene Biss deutlich reduziert.

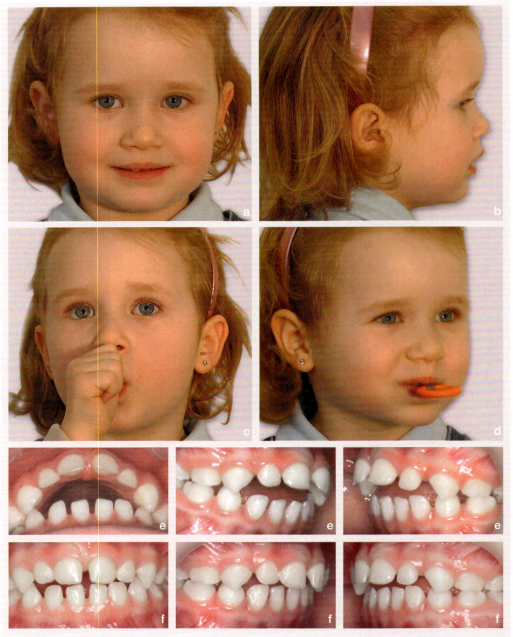

Abb. 4-27a-f: a, b) *Gesichtsfotos eines vierjährigen Mädchens* **c)** *Demonstration der Lutschgewohnheit* **d)** *Übung mit der Mundvorhofplatte* **e)** *Der Okklusionsbefund demonstriert die Lutschprotrusion und den lutschoffenen Biss bei beidseitigem Distalbiss.* **f)** *Reduzierung der dentoalveolären Lutschfolgen nach zwei Monaten Übung mit der Mundvorhofplatte*

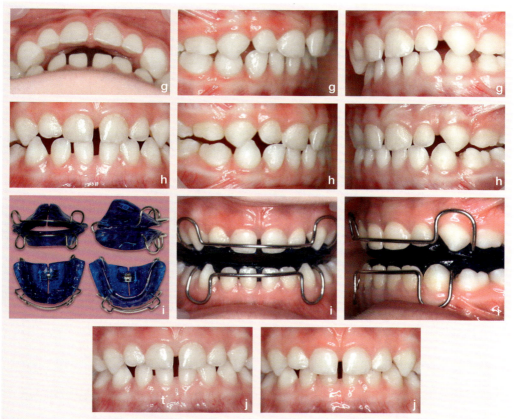

Abb. 4-27g-j: g) Reststufe nach erfolgreicher Prävention. Sie entspricht der Distallage *h)* Die Vor-
schubsituation in Neutralbiss demonstriert die völlige Aufhebung von dentoalveolären Lutschfolgen.
i) Federbügelaktivator extraoral, Federbügel in situ *j)* Bisslagekorrektur nach drei Monaten (links),
Stabilisierung des Behandlungsergebnisses nach weiteren drei Monaten (rechts)

auch möglich, dass sich erneut Dyskinesien entwickeln, die die Anomaliesymptome wieder verstärken. Deshalb sollte die funktionskieferorthopädische Bisslagekorrektur sich schnellstmöglich
anschließen, z. B. nach der Einstellung der Sechsjahrmolaren mit Beginn des Schneidezahnwechsels.

Das Mädchen in *Abb. 4.-28* hat die Übungen mit
der Mundvorhofplatte erfolgreich praktiziert. Die
noch verbleibende sagittale Schneidekantenstufe
ist dem Distalbiss geschuldet. In Vorschubsitua-
tion (c) wird das transversale Defizit des Oberkiefers sichtbar. Präventive Maßnahmen haben
an dieser Stelle ihre Grenzen erreicht.

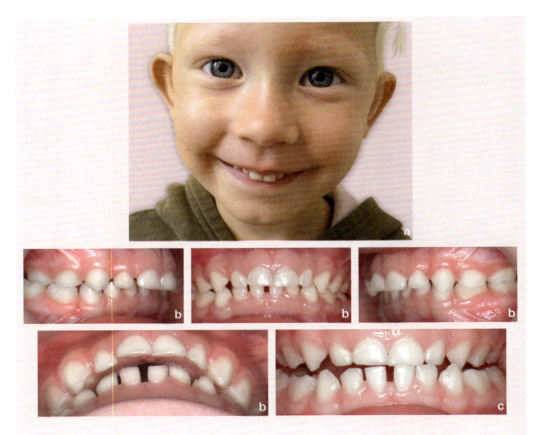

Abb. 4-28: a) *3,5-jähriges Mädchen, Lutschprotrusion durch anhaltendes Habit*
b) *Gebisssituation nach fünf Monaten erfolgreichen Trainings mit der Mundvorhofplatte, Reduzierung*
der sagittalen Stufe, Distallage um ¹/₂ bis 1 Eckzahnbreite, Zwangsführung nach rechts.
c) *Bei Vorschub in die neutrale Bisslage wird das transversale Defizit des Oberkiefers sichtbar durch*
die potenzielle Kreuzbisssituation auf beiden Seiten.

5. Die kieferorthopädische Frühbehandlung bei Kindern mit Funktionsstörungen

Bei der Vorstellung von vier Okklusionsanomalien soll der Schwerpunkt auf solche gelegt werden, die sich in einem engen, wissenschaftlich nachgewiesenen Zusammenhang mit Funktionsstörungen entwickeln. Die Behandlungsmethoden konzentrieren sich immer auf die Ursachen der Fehlentwicklung. Nur so ist es möglich, dass mit der Frühbehandlung eine positive Beeinflussung des weiteren Entwicklungsganges erfolgt. Da anlagebedingte Faktoren sehr unterschiedliche Voraussetzungen für die Gebissentwicklung selbst, aber auch für die Therapie darstellen, wird die Frühbehandlung diesen Genotypus unterschiedlich beeinflussen. Das heißt, ob der im Phänotypus sich darstellende Erfolg sich schnell und vollständig einstellt oder ob die Frühbehandlung erst die Weichenstellung für eine Korrektur des dysgnathen Entwicklungsgangs darstellt, ist nicht grundsätzlich ein Erfolgs- und Misserfolgskriterium.

Die vorgestellten Patienten beweisen vielmehr, dass früh eingeleitete Therapien einen entscheidenden Einfluss auf Aufwand und Stabilität der erzielten Maßnahmen haben und dass die Frühbehandlung nachhaltig ist.

5. Die kieferorthopädische Frühbehandlung bei Kindern mit Funktionsstörungen

Rosemarie Grabowski

Eine frühe kieferorthopädische Behandlung wird als eine solche im Milchgebiss und während oder unmittelbar nach dem Schneidezahnwechsel verstanden.

Ihre Indikation richtet sich nach der Prognose der Gebissentwicklung. Schaden vom Patienten abzuwenden ist oberster Grundsatz ärztlichen Handelns. Deshalb ist es primär notwendig, den zu erwartenden Schaden zu erkennen. Ihm frühzeitig zu begegnen, heißt nicht zwingend ein „Mehr" an apparativem Aufwand. Frühbehandlung ist ein Eingriff in die fehlerhafte Gebissentwicklung. Anders als das Korrigieren etablierter Symptome verlangt sie deshalb vorausschauendes Erkennen. Deshalb kann Frühbehandlung sich nicht oder nicht nur auf die alleinige mechanische Behebung von Anomaliesymptomen konzentrieren. Durch die Frühbehandlung sollte der Effekt der kieferorthopädischen Therapie nachhaltig sein.

Im Folgenden sollen Methoden und Effektivität von Frühbehandlungen bei Kindern mit vier Anomaliebildern beschrieben werden. Es sind solche Anomalien, deren Entwicklung ursächlich signifikant mit dem funktionellen Status in Zusammenhang stehen (Kap. 3).

⮑ 5.-1. Die vergrößerte sagittale Schneidekantenstufe

Für die Vorstellung der Angle Klasse II/1 Anomalie wurden beispielhaft drei Kinder ausgewählt, die sich aufgrund der Richtung des Unterkieferwachstums voneinander unterscheiden.

Die Kinder in Abb. 5-1 und 5-2 zeigen neben der Bisslagekorrektur die Möglichkeiten der Platzmangelkorrektur durch basale Nachentwicklung des unteren Zahnbogens.

Pat. 1: 7,5-jähriges Mädchen, Klasse II/1 mit neutralem Wachstumsmuster *(Abb. 5-1)*

Es liegt ein tiefer Biss mit Kontakt der unteren Schneidezähne zur Gaumenschleimhaut vor. Der erhebliche Platzmangel wird durch die Protrusion der oberen Schneidezähne und im Unterkiefer durch den Verlust des rechten Milcheckzahnes überdeckt, die Mittellinie ist deshalb im Unterkiefer dentoalveolär nach rechts verschoben.
Anamnese: Bis zum Alter von vier Jahren wurde ein Lutschhabit ausgeübt.

Funktioneller Status: Der Lippenschluss ist inkompetent, die oberen Schneidezähne ruhen auf der Unterlippe. Das regelrechte dreifache Ventil des Lippenschlusses ist durch die tiefe Zungenlage beeinträchtigt. Bei Mundschluss wird die Unterlippe in die sagittale Stufe eingezogen. Das Kind schnarcht nachts. Es treten häufig Infekte der oberen Atemwege auf.

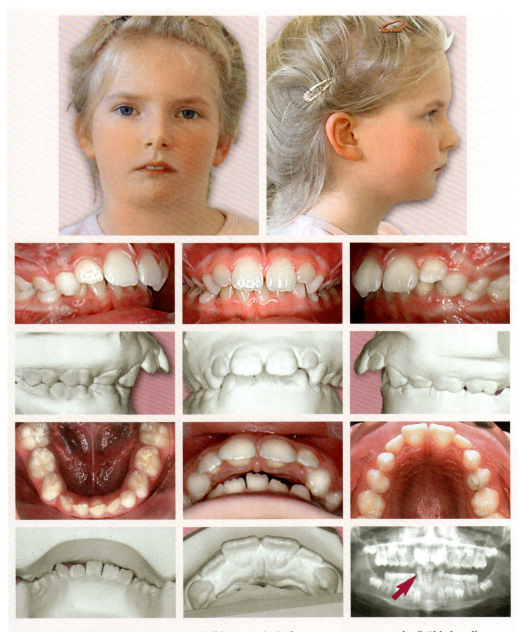

Abb. 5-1a: *Gesichts-, Mund- und Modellfotos sowie Orthopantomogramm vor der Frühbehandlung. Die Schwere der Anomalie wird durch die sehr ausgeprägte sagittale Schneidekantenstufe mit tiefem Überbiss ebenso bestimmt wie die Folgen der Wachstumshemmung nach Extraktion des Zahnes 83 (Pfeil) sichtbar am Lückenschluss und der Mittellinienüberwanderung. Der funktionelle Status des Kindes hat den bisherigen Verlauf erheblich bestimmt und belastet die Prognose.*

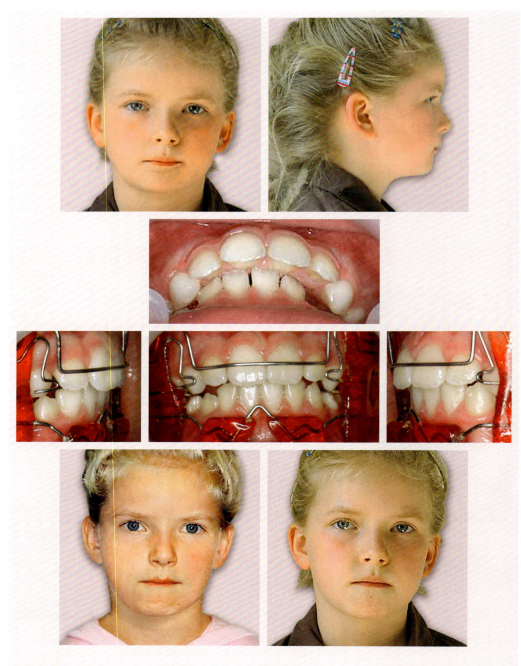

Abb. 5-1b: *Gesichts- und Mundfotos während der Frühbehandlung mit dem Funktionsregler Typ II. Der Vergleich der en face-Gesichtsfotos (untere Reihe) zeigt die Adaptation an das Gerät seit Beginn der Frühbehandlung (links).*

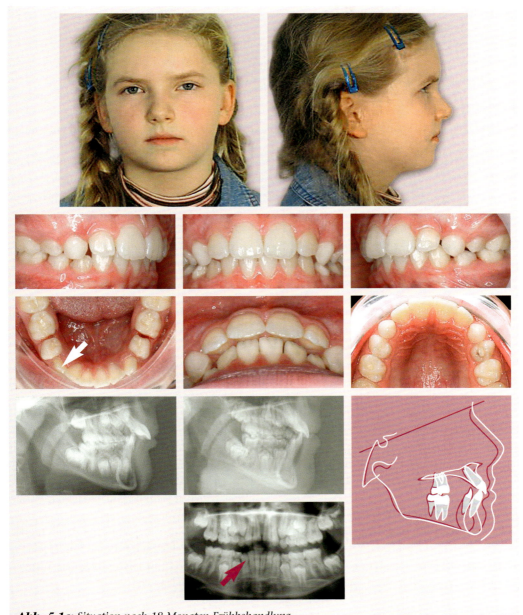

Abb. 5-1c: *Situation nach 18 Monaten Frühbehandlung*
Die funktionelle Harmonisierung (Gesichtsfotos) geht mit der Korrektur der Anomalie konform.
Der Zahn 43 (Pfeil) hat sich durch die Erweiterung im apikalen Bereich einstellen können, die Mittel-
linienabweichung ist reduziert. Die Fernröntgenaufnahmen vor und nach der Frühbehandlung zeigen
die erfolgte mandibuläre Bisslagekorrektur, die in der Überlagerung der FRS-Aufnahmen deutlich wird;
unten OPG mit eingestelltem Zahn 43.

Schlussfolgerung: Die Prognose der weiteren Entwicklung ist ungünstig, eine Verstärkung der Anomalie ist zu erwarten.

Die Indikation zur Frühbehandlung wurde gestellt. Die Anforderungen an die Frühbehandlung sind die Reduzierung der Anomaliesymptome durch eine funktionelle Rehabilitation.

Therapiemittel: Funktionsregler nach Fränkel Typ II

Am Ende der Frühbehandlung nach 18 Monaten war die Einstellung in die neutrale Bisslage erfolgt. Die Überlagerung der Fernröntgenbilder dokumentiert die minimalen dentoalväolären Veränderungen gegenüber der mandibulären Vorentwicklung. Die früh hergestellte Abstützung der Schneidezähne beeinflusst das zu erwartende Wachstum entscheidend. Die transversale Erweiterung ermöglichte die Platzbeschaffung für die oberen Schneidezähne sowie die Lückenöffnung regio 43. Die Aufrichtung der Mittellinie im Unterkiefer machte Fortschritte.

Platzreserven durch den Leeway-space konnten abschließend ausgenutzt werden. Die Behebung der Zahnstellungs- und Bisslageanomalie erfolgte parallel mit der funktionellen Rehabilitation.

Am Ende der Fühbehandlung sind die unteren Eckzähne engstandslos in den Zahnbogen durchgebrochen. Der Durchbruch des Eckzahnes 43 nach totaler Lückeneinengung dokumentiert die Möglichkeiten der basalen Nachentwicklung vor Durchbruch der bleibenden Eckzähne zur Beseitigung des Platzmangels. Von der Stabilität der basalen Erweiterung kann ausgegangen werden.

Die noch erforderlichen Maßnahmen konzentrieren sich auf die Überwindung der noch verbliebenen kleinen sagittalen Frontzahnstufe. Ein intraorales funktionskieferorthopädisches Gerät mit nächtlichem Tragen kann diese Aufgaben erfüllen.

Die Indikation zur Frühbehandlung von Kindern mit ausgeprägtem horizontalem Wachstumsmuster besteht vor allem in der sofortigen Korrektur der fehlenden Schneidezahnabstützung durch das funktionskieferorthopädische Gerät. Nur so kann der betonten alleinigen Anteriorentwicklung der Symphyse vorgebeugt werden. Wir haben die Erfahrung gemacht, dass es auch ohne Änderung der Wachstumsrichtung möglich ist, das vertikale Wachstum zu fördern.

Pat. 2: 7,8-jähriger Junge, Klasse II/1 mit horizontalem Wachstumsmuster *(Abb. 5-2)*

Die vergrößerte sagittale Stufe hat zu Einbissen aller unteren Schneidezähne in die palatinale Schleimhaut geführt.

Anamnese: Bis zu Therapiebeginn lag ein Lutschhabit vor.

Funktioneller Status: Der Lippenschluss ist inkompetent. Die oberen Schneidezähne ruhen auf der Unterlippe. Diese ist abgeknickt und ausgerollt. Die Zungenlage ist tief. Die hals-, nasen-, ohrenärztlichen Befunde sind unauffällig. Wegen der Lippendyskinesie und der ausgeprägten sagittalen Schneidekantenstufe wurde die Indikation zur Frühbehandlung gestellt. Außerdem lag ein Platzmangel mittleren Grades im unteren Schneidezahngebiet vor.

Im Fernröntgenseitenbild sind die Strukturmerkmale des ausgeprägten horizontalen Unterkieferwachstums erkennbar. Sie verschlechtern die Prognose der Bisshebung. Eine Abstützung im Bereich der Schneidezähne über die Apparatur wirkt unter Ausnutzung des Wachstums auf die vertikale Komponente der Unterkieferrotation.

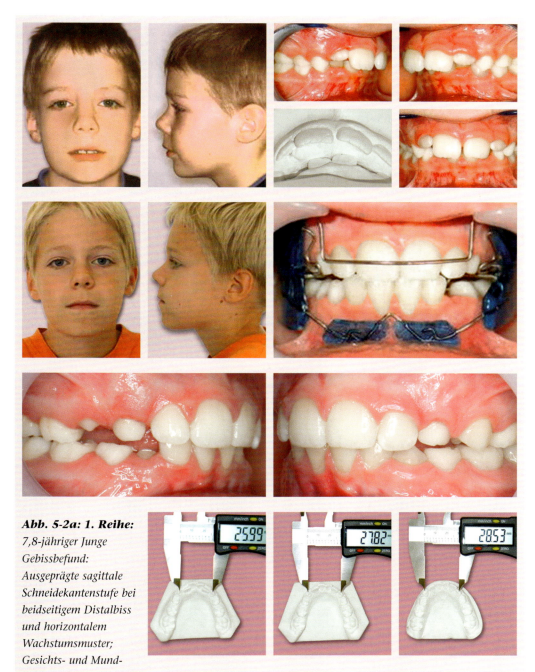

Abb. 5-2a: 1. Reihe:
7,8-jähriger Junge
Gebissbefund:
Ausgeprägte sagittale
Schneidekantenstufe bei
beidseitigem Distalbiss
und horizontalem
Wachstumsmuster;
Gesichts- und Mund-
fotos sowie Modell vor Therapiebeginn **2. Reihe:** *Gesichts- und Mundfotos mit eingegliedertem FR II*
3. Reihe: *Mundfotos am Ende der Frühbehandlung* **4. Reihe:** *Messergebnisse bestätigen die*
Erweiterung der interkaninen Distanz

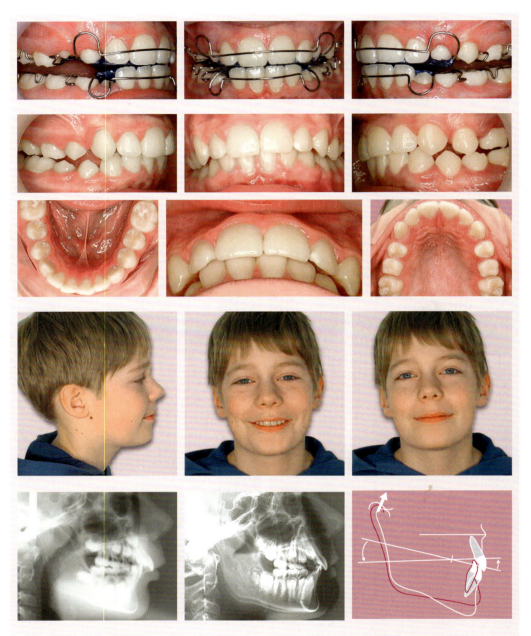

Abb. 5-2b: 1. Reihe: *nach der Frühbehandlung wird ein intraorales bimaxilläres Gerät nachts getragen,* **2. Reihe:** *Gebisssituation am Ende des Zahnwechsels,* **3. Reihe:** *Gesichtsfotos am Ende der Frühbehandlung vor Stützzonenwechsel,* **4. Reihe:** *FRS vor und nach Frühbehandlung, Darstellung der Veränderbarkeit der Wachstumsrichtung (rechts) durch Schaffen der Abstützung der Schneidezähne im inzisalen Bereich.*

Neben der vertikalen und sagittalen Therapieaufgabe stellt die Behebung des frontalen Engstandes im Unterkiefer auch Anforderungen an die Nachentwicklung in der Transversalen. Es wurde deshalb als Therapiemittel ein funktionskieferorthopädisches Gerät nach Fränkel (FR II) benutzt. Die Pelotten und Wangenschilder ermöglichten die Erweiterung der interkaninen Distanz um 2,5 mm. Zusätzlich wurde zur Engstandstherapie der Leeway-space durch Beschleifen der mesialen Approximalfläche der zweiten Milchmolaren ausgenutzt.

Noch vor Beginn des Zahnwechsels in der Stützzone konnten die sagittalen, vertikalen und transversalen Dysgnathiesymptome beseitigt werden. Die damit erzielte eugnathe Abstützung der Schneidezähne ermöglicht auch zukünftig ein ausgewogenes sagittales und vertikales Unterkieferwachstum. Eine unangemessene Rotation der Symphyse nach anterior ist durch die Korrektur der Bisslage deshalb nicht mehr zu erwarten. Vielmehr ist durch die erzielte Abstützung der Schneidezähne ein Wachstum in Richtung vertikal und horizontal zu erwarten. Die Lippendyskinesie ist mit der Beseitigung der sagittalen Frontzahnstufe aufgehoben. Eine Verbesserung der Zungenlage zum harten und weichen Gaumen komplettiert die funktionelle Rehabilitation.

Die zukünftigen Anforderungen an die kieferorthopädische Behandlung sind auf die Überwachung des Zahnwechsels konzentriert, z. B. durch nächtliches Tragen eines intraoralen bimaxillären Gerätes.

Die Vorstellung von sehr unterschiedlichen Bedingungen bei einer Angle Klasse II/1 wird durch das Beispiel des Jungen in *Abb. 5-3* deutlich. Das extrem vertikale Rotationsmuster mit ebensolcher Haltungsschwäche bereitet bei der Umstellung in die Neutrallage große Probleme. Die Gefahr eines zunehmenden bissöffnenden

Unterkieferwachstums ohne das Gelingen der Korrektur der Bisslage bestimmt die Prognose.

Während bei Klasse I Situation die Steuerung des Zahnwechsels mittels Extraktionen ein gutes Mittel darstellt, auf die vertikal-posteriore Rotation des Unterkiefers Einfluss zu nehmen, verbietet sie sich bei Distalbiss vor Korrektur der Bisslage.

Pat. 3: 7,6-jähriger Junge, Klasse II/1 mit extrem vertikalem Rotationsmuster *(Abb. 5-3)*

Mit der ausgeprägten sagittalen Frontzahnstufe ist der Kontakt aller unteren Schneidezähne mit der Gaumenschleimhaut trotz der bereits klinisch erkennbaren vertikal-posterioren Rotation verbunden.

Anamnese: Es besteht keine Lutschanamnese, die Vorschulzeit ist durch ständige Infekte der oberen Atemwege charakterisiert, es erfolgte eine Adenotomie mit vier Jahren.

Funktioneller Status: Der Mund ist ständig offen, die Oberlippe ist kurz, die Unterlippe ausgerollt und abgeknickt, die Zunge liegt kaudal, der Mundboden ist tief.

Aufgrund der ausgeprägten Klasse II/1 Anomalie und der Haltungsschwäche wurde die Indikation zur Frühbehandlung gestellt.

Die Aufgaben der Frühbehandlung bestanden in der Überwindung der offenen Mundhaltung. Mit ihr sollte Einfluss auf das Wachstum zur Korrektur der Unterkieferrücklage erfolgen. Der tiefe Biss im Zusammenhang mit dem ausgeprägten vertikal-posterioren Rotationsmuster (ML-NSL-Winkel 43 Grad) ist eine dentoalveoläre Kompensation gegenüber der Unterkieferrotation und stellt keine therapeutischen Anforderungen dar. Es galt vielmehr, bei der Bisslagekorrektur eine

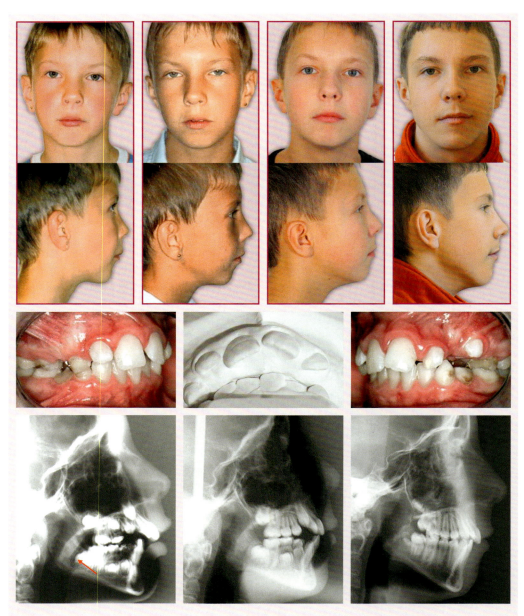

Abb. 5-3a: *7,6-jähriger Junge, Gebissbefund: Ausgeprägte sagittale Schneidekantenstufe bei beidseitigem Distalbiss um ¹/2 Pb bei ausgeprägtem vertikalem Wachstumsmuster* **1. Reihe:** *Gesichtsfotos von vorn und links vor und während der Frühbehandlung, während der 2. Phase des Zahnwechsels und am Ende des Zahnwechsels* **2. Reihe:** *Gebisssituation vor Frühbehandlung, die sagittale Schneidekantenstufe ist mit Einbissen aller unteren Schneidezähne in die Gaumenschleimhaut verbunden* **3. Reihe:** *Fernröntgenaufnahmen vor, und nach Frühbehandlung sowie am Ende des Zahnwechsels*

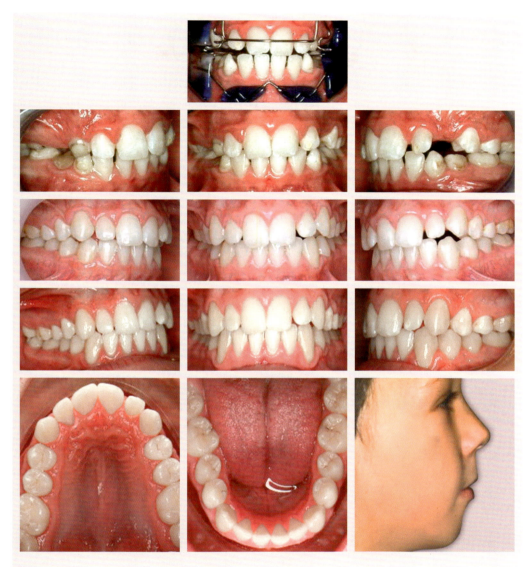

Abb. 5-3b: *Funktionsregler Typ II im Mund*
Gebisssituation am Ende der Frühbehandlung **(obere Reihe)**, *während des weiteren Zahnwechsels*
(mittlere Reihe) *und am Ende der Gebissentwicklung mit 13 Jahren. Das Gesichtsfoto im Profil*
dokumentiert die Kompetenz des Lippenschlusses.

bissöffnende Verstärkung der anlagebedingten posterioren Rotation zu vermeiden.

Therapiemittel: Funktionsregler Typ II. Er diente als „Zwangsgymnastikgerät" vor allem der funktionellen Rehabilitation. Mit Beginn des Stützzonenwechsels war die sagittale Stufe aufgehoben, der Overbite mit ca. 2,5 mm stabil. Die Einstellung in die Angle Klasse I war nahezu abgeschlossen. Die offene Mundhaltung war noch nicht vollständig überwunden. Die Mutter berichtete, dass der Mund nachts nicht geschlossen ist. Dennoch verbesserte sich im Laufe der weiteren Gebissentwicklung die Zungenlage, wie in den Fernröntgenseitenbildern sichtbar wird. Es muss davon ausgegangen werden, dass die Haltungsschwäche auch im Genotypus verankert ist. Ihre Korrektur bei dem Jungen mit dolichocephaler Kopfform und zarter Muskulatur stellt deshalb besondere Anforderungen an die kieferorthopädische Therapie. Nach der Bisslagekorrektur wäre z. B. eine systematische Extraktionstherapie geeignet, die vertikalen Proportionen zu reduzieren und die Stabilität des Mundschlusses damit nachfolgend weiter zu unterstützen.

Die Fallbeispiele haben die unterschiedliche Kombination von funktionellen Rehabilitationsaufgaben bei gleichzeitigen spezifischen Anforderungen an das Wachstum gezeigt.

Auch wenn die Zeit des Stützzonenwechsels unbestritten für Bisslagekorrekturen ideale Voraussetzungen bietet, ist bei Klasse II/1 eine Frühbehandlung indiziert, wenn der funktionelle Status des Kindes eine weitere Verstärkung der Anomaliesymphyse selbst bewirkt. Außerdem ist die Eliminierung von Funktionsstörungen umso effektiver, je frühzeitiger sie präventiv und therapeutisch erfolgt.

⇒ 5.-2. Die progene Entwicklung

Der progene Zwangsbiss

Nur ausnahmsweise stellt der progene Zwangsbiss eine Übergangsform zur skelettalen Klasse III dar. Dennoch ist seine Therapie bereits im Milchgebissalter aus funktioneller Sicht unumstritten.

Im Milchgebiss sind in Okklusion die oberen Schneidezähne in der Regel durch die des Unterkiefers weitgehend oder völlig überdeckt. Die

Stellungskorrektur der die Zwangsführung verursachenden Zähne kann mit den unterschiedlichsten Mitteln erfolgen. Einschleifmaßnahmen helfen, wenn aufgrund von Zwangsführungen eine Abrasion der Milcheckzähne völlig ausgeblieben ist. Wegen der Anpassung der Zahnbögen an den unteren Frontzahnvorbiss sind dennoch apparative Behelfe notwendig. Seit langem werden intraorale Geräte und Kopf-Kinn-Kappen bei uns nicht mehr benutzt. Stattdessen nutzen wir im Milchgebiss den Funktionsregler Typ III. Dieses Gerät überlässt den intraoralen Raum der Zunge, deren Anhebung an den harten Gaumen die besten Voraussetzungen für ein harmonisches Wachstum bietet. Die Überstellung der Schneidezähne unter Überwindung der Zwangsführung führt im Regelfall schon nach wenigen Wochen oder Monaten zu Behandlungserfolgen.

Pat. 1: 4,5-jähriger Junge *(Abb. 5-4)*

Die Abbildung zeigt die Gesichtsfotos und die Okklusion vor, unmittelbar nach der Therapie mit dem FR III sowie ein Jahr nach Absetzen des Gerätes. Die Gesichtsfotos lassen erkennen, dass der Doppelkinneffekt verschwunden ist. Wir werten dies als gelungene Anhebung der Zunge aus dem Mundboden. Jede Aktivierung des Gerätes kann unterbleiben.

Progene Entwicklung ohne Zwangsbiss

Langandauernder und prognostisch schwieriger zu bewerten sind progene Entwicklungen ohne Zwangsführungen.

Sie unterscheiden sich von progenen Zwangsbissen klinisch bereits durch den meist geringen vertikalen Schneidekantenüberbiss im Milchgebiss. Selten besteht bereits eine negative Stufe. Die sagittale Kopfbisssituation oder ein negativer Overjet ohne Stufe signalisieren auch bei noch

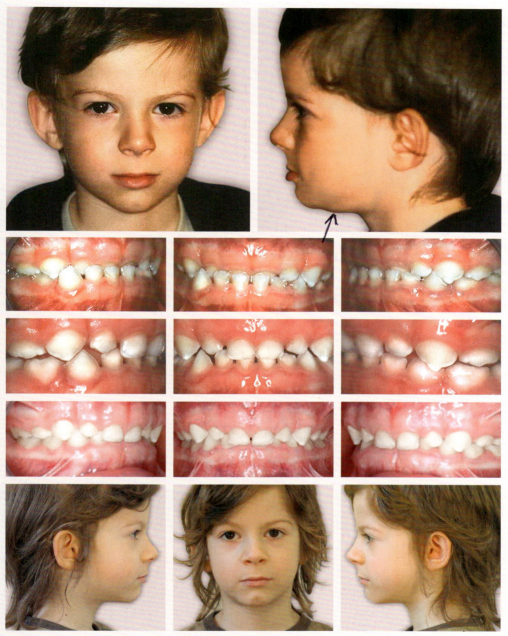

Abb. 5-4: *4,5-jähriger Junge, Gebissbefund: Progener Zwangsbiss bei Neutralbiss*
1. Reihe: *Gesichtsfotos vor Therapie* **2. Reihe:** *Mundfotos vor Therapie* **3. Reihe:** *Mundfotos nach Überstellung der oberen Schneidezähne nach 4 Wochen* **4. Reihe:** *Mundfotos 1,5 Jahre nach Therapie* **5. Reihe:** *Gesichtsfotos 1,5 Jahre nach Therapie*

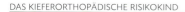

häufig neutraler Bisslage die schwierige Prognose der zu erwartenden Entwicklung.

Wird beim Wechsel der Schneidezähne ein solider, ausreichend tiefer Überbiss mit regelrechter Schneidezahnrelation erreicht, ist dies für die weitere Entwicklung von großem Wert.

Es kann dann erwartet werden, dass der Unterkiefer bei seinem Wachstum mit jedem Okklusionskontakt auch dem Oberkiefer einen Wachstumsimpuls vermittelt. Das bedeutet, dass er quasi den Oberkiefer wie einen Rucksack schleppen muss. Damit wird seine eigene Wachstumsdynamik gebremst. Ist der Overbite nur minimal vorhanden, bedeutet jeder Wachstumsimpuls eine Rezidivgefahr.

Zeiten intensiven Wachstums sind der Schneidezahnwechsel und die Pubertät. Deshalb richten wir die Bemühungen der Frühbehandlung auf einen soliden tragfähigen vertikalen und sagittalen Überbiss der Schneidezähne nach ihrem Wechsel. Zwei Behandlungsmittel haben sich besonders bewährt, das sind der Funktionsregler Typ III und die Delaire-Maske.

Der Funktionsregler erlaubt während des Schneidezahnwechsels im Oberkiefer eine gute Nachentwicklung dreidimensionaler Art. Gleichzeitig ist die „Regelung der Funktion" ein wichtiger kausaler Therapieansatz. Ist der Schneidezahnwechsel bereits abgeschlossen, ist es nicht möglich, diese Vorteile des Funktionsreglers optimal auszunutzen. Die Korrektur des unteren Frontzahnvorbisses wird dann mit einer Delaire-Maske vorgenommen. Auch bei ausgedehntem Milchzahnverlust und Nichtanlagen im Oberkiefer erlaubt sie eine schnelle Korrektur des unteren Frontzahnvorbisses.

Meist gelingt es, mit diesem Therapiemittel in wenigen Monaten die gewünschte Anteriorentwicklung des Oberkiefers zu erreichen.

Die Delaire-Maske erlaubt allerdings keine Beeinflussung des Wachstums der anterioren Oberkieferbasis oder der Fehlfunktion. Deshalb erfolgt nach wenigen Monaten Anwendung der Delaire-Maske stets die Umstellung auf den Funktionsregler Typ III.

Auch wenn die Frühbehandlung noch zu erwartendes Unterkieferwachstum nicht ausschließt, ist sie doch in erheblichem Maße an einer wachstumsregulierenden Weichenstellung beteiligt. Die Tatsache, dass die Zahl der Probanden gering ist, bei denen ein exzessives Unterkieferwachstum zu erwarten ist (Abb. 1-20), unterstützt die Prognose unserer meisten Frühbehandlungsergebnisse in positiver Weise.

Pat. 2: 6-jähriger Junge mit unterem Frontzahnvorbiss im Milchgebiss bei beginnender mesialer Bisslage (Abb. 5-5)

Anamnese: Die Progenie liegt familiär (Vater und Schwester) vor.

Funktionsstatus: Am Tage liegt ein inkompetenter Lippenschluss vor, der Junge schnarcht nachts. Es besteht ein Sigmatismus interdentalis. Die Gebissentwicklung ist durch eine ausgebliebene lückige Stellung der oberen Schneidezähne vor dem Wechsel gekennzeichnet.

Die Indikation zur Frühbehandlung wurde aus Gründen der Anomalie und ihrer statischen Funktionsstörungen gestellt.

Therapiemittel: Funktionsregler Typ III. Die Überwindung der offenen Mundhaltung machte Fortschritte, dennoch war sie über den Schneidezahnwechsel hinaus nötig. Alle Schneidezähne

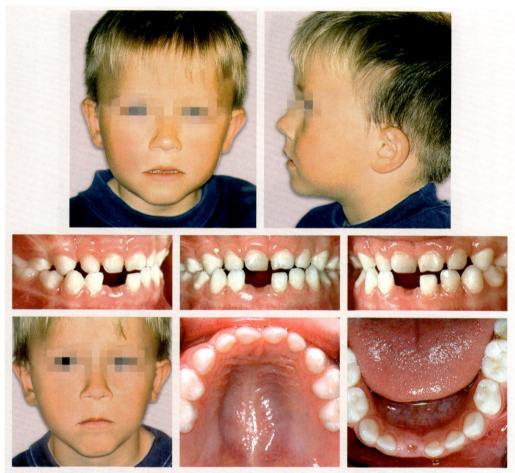

Abb. 5-5a: *6-jähriger Junge, Gebissbefund: Progenie im Milchgebiss bei Mesialbiss um 2 mm Gesichtsfotos mit offener Mundhaltung, Mundfotos vor Therapiebeginn und Gesichtsfoto mit Mundschluss mit kieferorthopädischem Gerät*

stellten sich beim Durchbruch regelrecht ohne Protrusion ein. Der stabile vertikale und sagittale Frontzahnüberbiss übte in der Folgezeit einen hemmenden Einfluss auf die Sagittalentwicklung der unteren Zahnreihe und gleichzeitig einen wachstumsfördernden Reiz auf die obere Zahnreihe aus.

Ein frühzeitig erreichter regelrechter Schneidezahnüberbiss ist die beste „funktionelle Therapie".

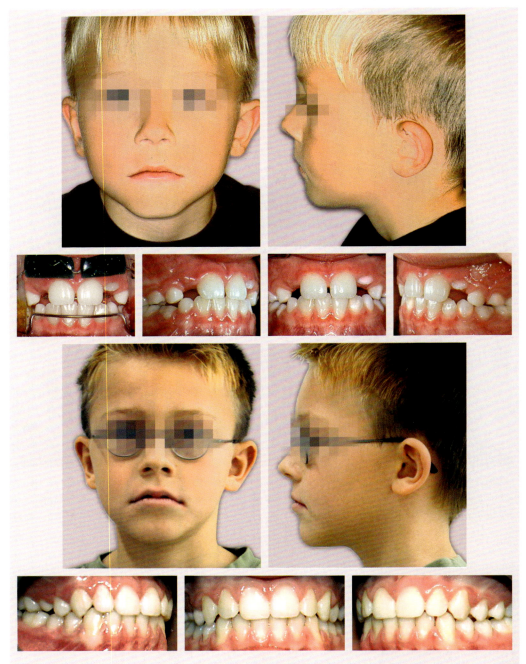

Abb. 5-5b: *Die Gesichtsfotos weisen das erfolgreiche Mundschlusstraining aus.*
Die Schneidezähne brechen regelrecht durch, am Ende des Zahnwechsels liegt ein solider sagittaler und
vertikaler Schneidezahnüberbiss vor.

Pat. 3: 4,5-jähriges Mädchen mit zirkulärem Kreuzbiss, eine familiäre Belastung (Vater und 2 Geschwister) ist vorhanden *(Abb. 5-6)*

Anamnese: Es liegt keine Lutschanamnese vor.

Funktionsstatus: Eine offene Mundhaltung im Sinne einer Haltungsschwäche liegt nicht vor.

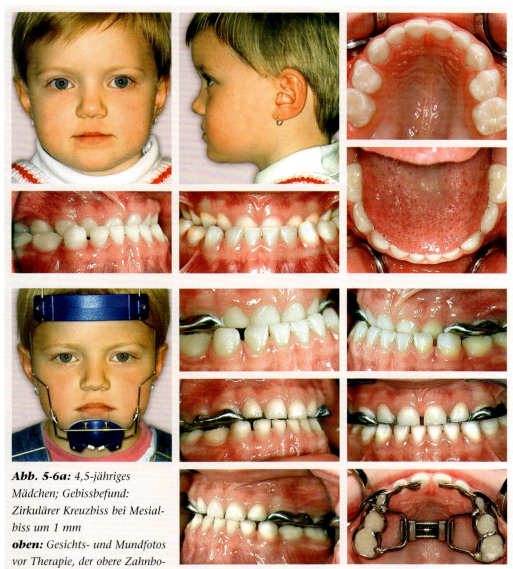

Abb. 5-6a: *4,5-jähriges Mädchen; Gebissbefund: Zirkulärer Kreuzbiss bei Mesialbiss um 1 mm* **oben:** *Gesichts- und Mundfotos vor Therapie, der obere Zahnbogen ist schmal und weist keine Lücken auf, der untere ist breit, die untere Zahnreihe wird von der Zunge überdeckt.* **unten:** *Gesichtsfotos mit Delaire-Maske und Mundfotos mit einzementiertem gegossenem Gerüst vor und während der Überstellung des zirkulären Kreuzbisses; unten rechts Aufsicht auf die geöffnete Hyraxschraube zur transversalen Erweiterung*

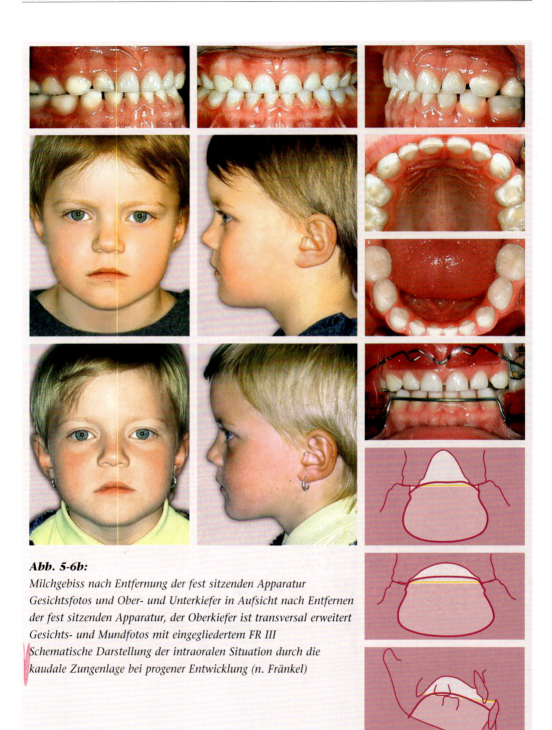

Abb. 5-6b:

Milchgebiss nach Entfernung der fest sitzenden Apparatur
Gesichtsfotos und Ober- und Unterkiefer in Aufsicht nach Entfernen
der fest sitzenden Apparatur, der Oberkiefer ist transversal erweitert
Gesichts- und Mundfotos mit eingegliedertem FR III
Schematische Darstellung der intraoralen Situation durch die
kaudale Zungenlage bei progener Entwicklung (n. Fränkel)

Dennoch imponiert bei Mundöffnung die interdentale Lage der „großen" Zunge.

Die Indikation zur Frühbehandlung resultiert aus der Schwere der Anomalie im Milchgebiss. Sie ist von der genotypischen kaudalen Zungenlage kausal nicht zu trennen. Die Größe der beiden Zahnbögen ist völlig inkongruent und hat zu den transversalen und sagittalen Okklusionssymptomen geführt.

Der Therapieansatz musste aus Gründen der okklusären Verschlüsselung primär ein mechanischer sein. Mit Hilfe einer gegossenen Apparatur wurde der Oberkiefer in drei Wochen im Sinne einer Gaumennahterweiterung transversal erweitert und gleichzeitig mittels der Delaire-Maske nach anterior gezogen. In vier Monaten war die Korrektur des zirkulären Kreuzbisses gelungen.

Die hygienischen Kauteln und die raumsparende gegossene Konstruktion machen die Anwendung schon im Milchgebiss komfortabel. Der Erfolg der Delaire-Maske wird durch die Eltern garantiert. Das sichtbare Fortschreiten des Therapieerfolges überzeugt sie. Auch wenn die Korrektur der Anomalie kurzzeitig möglich ist, darf die Prognose des Fortschreitens der progenen Entwicklung nicht unterschätzt werden.

Deshalb haben wir die weitere Behandlung mit einem Funktionsregler durchgeführt. Er erlaubt während des Schneidezahnwechsels eine wesentliche basale Nachentwicklung des oberen Zahnbogens und mit ihm eine regelrechte Inklination der oberen Schneidezähne.

Zusammen mit seinem Einfluss auf die Anhebung der Zunge in den Oberkiefer ist er ein wirksames Instrument der Wachstumslenkung *(Abb. 5-6b)*.

Wir sehen die Frühbehandlung auch dann als erfolgreich an, wenn in späteren Phasen der Gebissentwicklung erneut eine Delaire-Maske notwendig sein sollte. Die Entscheidung dafür muss aber noch im Wechselgebiss vor dem puberalen Wachstumsschub erfolgen.

Auch bei Patienten, bei denen die Ursache der progenen Entwicklung vordergründig im Oberkiefer liegt, bedeutet die Korrektur des unteren Frontzahnvorbisses doch immer gleichzeitig eine Veränderung der Bedingungen für das Unterkieferwachstum. Schließlich erzeugt der untere Frontzahnvorbiss solche Symptome, die eine Unterscheidung in Anomalien mit „Schuld im Ober- oder Unterkiefer" später nicht mehr zulassen (Weise 1963).

Pat. 3: 7,5-jähriger Junge, unterer Frontzahnvorbiss bei Neutralbiss *(Abb. 5-7)*

Der ausgedehnte vorzeitige Milchzahnverlust im Oberkiefer hat zur Entwicklungshemmung im Oberkiefer wesentlich beigetragen. Der obere Zahnbogen weist nur 4 Schneidezähne und die beiden Sechsjahrmolaren auf. Der funktionelle Befund ist durch statische und dynamische Fehlfunktionen charakterisiert. Im Mittelpunkt steht die kaudale Zungenlage mit nächtlichem Schnarchen und eine Lippendyskinesie durch Beißen auf die Oberlippe.

Die schlechte Prognose des Oberkieferwachstums hat die Indikation zur Frühbehandlung bestimmt.

Das Therapieziel bestand in der Vorverlagerung des Oberkiefers, um die Sechsjahrmolaren in Kl. II Okklusion einstellen zu können. Damit kann der masssiven sagittalen Unterentwicklung mit Lückeneinengungen für die Eckzähne und Prämolaren begegnet werden.

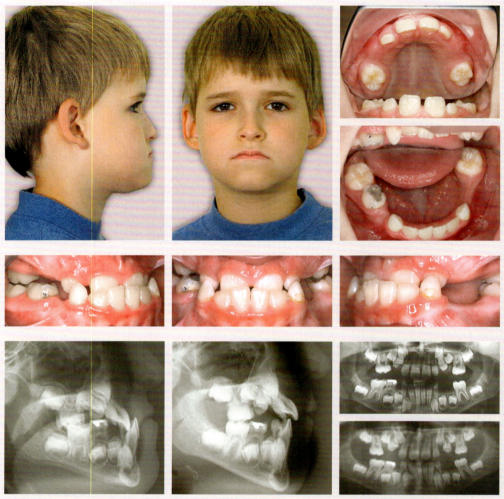

Abb. 5-7a: *7,5-jähriger Junge, Gebissbefund: Unterer Frontzahnvorbiss bei Neutralbiss, ausgeprägter vorzeitiger Milchzahnverlust im Oberkiefer; Gesichtsfotos, mit positiver Lippentreppe, Mundfotos vor Therapie, Orthopantomogramm und Fernröntgenaufnahmen vor und nach Frühbehandlung*

Therapiemittel: Delaire-Maske, FR III. Als erstes Therapiemittel wurde eine gegossene Apparatur im Oberkiefer zwecks Anwendung der Delaire-Maske eingegliedert.

Der Außenbogen wurde auch labial über die Schneidezähne geführt. Damit konnte garantiert werden, dass keine dento-alveolären Verschiebungen innerhalb des gering bezahnten Oberkiefers vorkommen. Die Überstellung nahm vier Monate in Anspruch. Ohne zusätzliche Retentionszeit erfolgte die Umstellung auf den Funktionsregler Typ III, der nach der Schule getragen wird. Die Einstellung der Sechsjahrmolaren in eine Distalokklusion von 1 PB erlaubt eine spätere Reduzierung der Zahnzahl im Oberkiefer, die aus Platzgründen unverzichtbar erscheint.

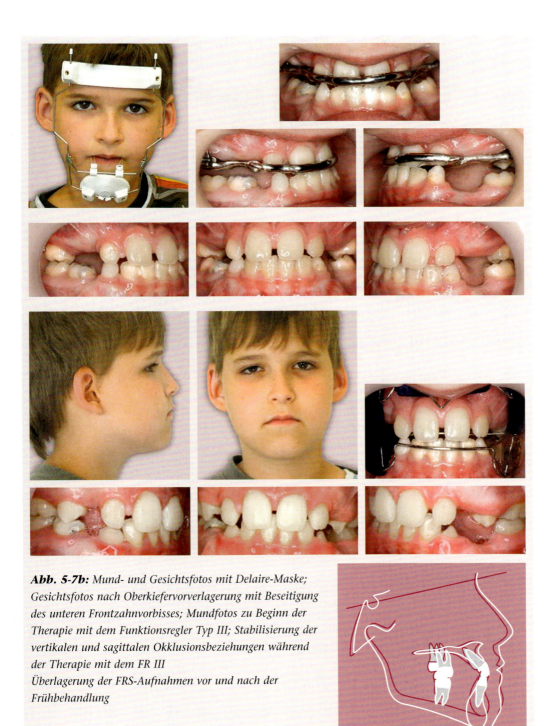

Abb. 5-7b: *Mund- und Gesichtsfotos mit Delaire-Maske;
Gesichtsfotos nach Oberkiefervorverlagerung mit Beseitigung
des unteren Frontzahnvorbisses; Mundfotos zu Beginn der
Therapie mit dem Funktionsregler Typ III; Stabilisierung der
vertikalen und sagittalen Okklusionsbeziehungen während
der Therapie mit dem FR III
Überlagerung der FRS-Aufnahmen vor und nach der
Frühbehandlung*

Pat. 4: 7,3-jähriger Junge mit unterem Front-zahnvorbiss bei Neutralbiss *(Abb. 5-8)*

Therapiemittel: Funktionsregler Typ III. Er wurde zum ganztägigen Tragen eingegliedert. Die

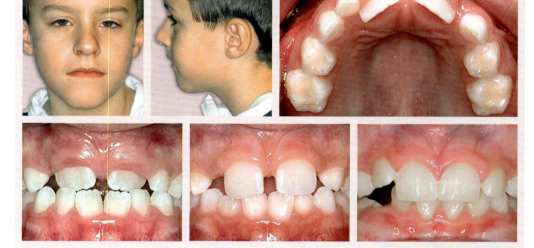

Abb. 5-8: *7,3jähriger Junge, Gebissbefund: unterer Frontzahnvorbiss bei Neutralbiss*
Obere Reihe: Gesichtsfotos und Oberkiefer in Aufsicht vor Therapie
Untere Reihe: Mundfotos von vorn; links vor Behandlung; Mitte: Überstellung der Schneidezähne
innerhalb von 3 Monaten mit dem Funktionsregler Typ III ohne Kippung der Schneidezähne;
Rechts: stabiler Overbite nach dem Schneidezahnwechsel ohne Therapie

Der erhebliche Platzmangel im oberen Schneidezahngebiet ist Ausdruck der Entwicklungshemmung (Kapitel 1, *Abb. 1-18*).

Der Junge weist erhebliche Haltungsschwächen auf. Die offene Mundhaltung ist am Tage sehr ausgeprägt, das Kind ist häufig krank.

Die Indikation zur Frühbehandlung wurde aufgrund der progenen Schneidezahnstellung bei ausgeprägtem Platzmangel und der Haltungsschwächen gestellt.

Überstellung der mittleren Schneidezähne gelang ohne Protrusion in wenigen Wochen. Die Überwindung der offenen Mundhaltung war nicht gleichzeitig aufgehoben. Sie bedurfte einer längeren Umstellung während des Zahnwechsels.

Der Vorteil des Funktionsreglers Typ III gegenüber mechanischen Hilfsmitteln zur Überstellung progen durchbrechender Schneidezähne liegt in seiner wachstumsfördernden Wirkung. Deshalb können kippende und Biss öffnende Wirkungen vermieden werden. Der Funktionsregler entfaltet seine maximale Wirkung während des Durchbruchs der Schneidezähne und nicht danach.

⊃ 5.-3. Der Kreuzbiss

Nur ausnahmsweise kommt die transversale Okklusionsstörung ohne Fehlfunktionen vor (Kap. 3). Die kieferorthopädische Therapie muss diesem Umstand Rechnung tragen, soll die Korrektur dauerhaft gelingen. Wegen der okklusären Verschlüsselung sind primär meist mechanisch wirksame Therapien erforderlich. Um sich für eine effektive Methode zu entscheiden, ist die Erhebung des funktionellen Status neben der Erfassung der Okklusionsproblematik angezeigt. Seine Beeinflussung ist wesentlicher Bestandteil der Therapie des Kreuzbisses.

Pat. 1: 4-jähriges Mädchen mit rechtsseitigem Kreuzbiss im Milchgebiss *(Abb. 5-9)*

Die Therapie erfolgte mit einem gegossenen Gerüst mit Hyraxschraube. Die Öffnung der Schrau-

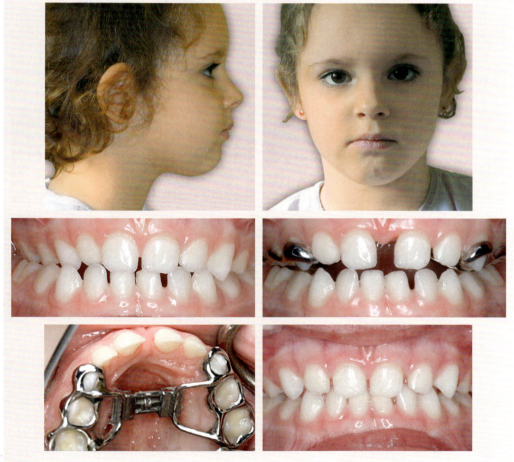

Abb. 5-9: *4-jähriges Mädchen, Gebissbefund: Rechtsseitiger Kreuzbiss im Milchgebiss mit Zwangsführung, Gesichtsfotos, Mundfoto in Okklusion vor Therapie, Mundfoto in Okklusion mit gegossener Gaumennahterweiterungsapparatur und eingetretenem Diastema, Oberkieferaufsicht mit eingegliederter und aktivierter GNE-Apparatur, Eugnathes Gebiss nach Entfernen der fest sitzenden Apparatur*

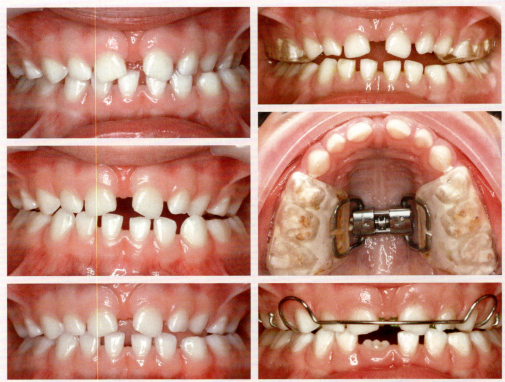

Abb. 5-10: *5,5-jähriges Kind, Gebissbefund: Linksseitiger Kreuzbiss im Milchgebiss mit ausgeprägter Zwangsführung* **links:** *Okklusion mit starker Mittellinienabweichung des Unterkiefers nach links; Schließbewegung des Unterkiefers aus der Ruheschwebe bis zum ersten Zahnkontakt (freie Phase), die Mittellinien von Ober- und Unterkiefer stimmen überein. Der erste (Früh)kontakt entsteht durch den linken unteren Milcheckzahn 73. Okklusion nach Einschleifen von 73 ohne Mittellinienabweichung* **rechts:** *Eingegliederte GNE-Apparatur aus Kunststoff mit seitlichen Aufbissen; Oberkiefer in Aufsicht mit einzementierter Kunststoffapparatur während der Aktivierung; Oberkieferretentionsplatte nach Entfernen der GNE-Apparatur*

be erfolgte in drei Wochen mit zweimaligem täglichem Öffnen der Schraube. Das Diastema dokumentiert die eingetretene Erweiterung der Gaumennaht.

Nach Entfernen der Apparatur nach ca. 3 Monaten ist zu prüfen, ob eine Retention erfolgen muss. Liegt keine statische Funktionsstörung wie bei diesem Mädchen vor, kann darauf verzichtet werden.

Die Apparatur kann auch aus Kunststoff hergestellt werden *(Abb. 5-10)*. Sie erfordert dann aber seitliche Aufbisse und gegebenenfalls Kontaktflächen an der palatinalen Schleimhaut. Letztere sind aus hygienischer Sicht nicht ideal, aber akzeptabel. Die Bisssperre ist zuweilen gefährlich. Die Geräte müssen dann nach der aktiven Dehnung möglichst bald durch herausnehmbare ersetzt werden. Das Überfüllen mit Zement sollte möglichst vermieden werden. Der Nachteil des gegossenen Gerätes besteht im Milchgebiss dage-

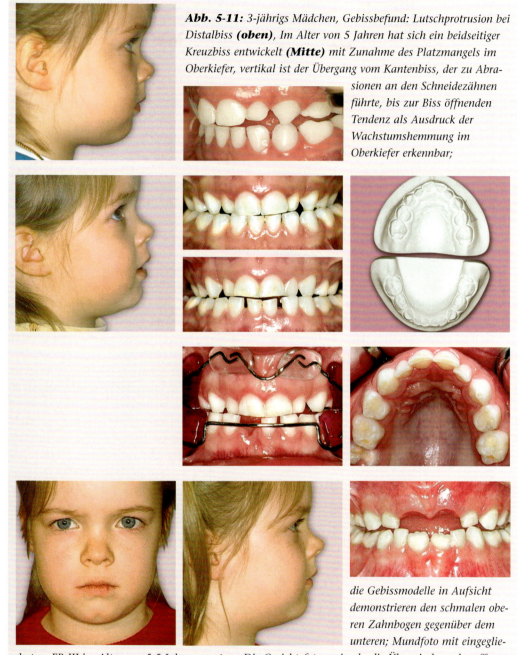

Abb. 5-11: *3-jährigs Mädchen, Gebissbefund: Lutschprotrusion bei Distalbiss* **(oben)**, *Im Alter von 5 Jahren hat sich ein beidseitiger Kreuzbiss entwickelt* **(Mitte)** *mit Zunahme des Platzmangels im Oberkiefer, vertikal ist der Übergang vom Kantenbiss, der zu Abrasionen an den Schneidezähnen führte, bis zur Biss öffnenden Tendenz als Ausdruck der Wachstumshemmung im Oberkiefer erkennbar;*

die Gebissmodelle in Aufsicht demonstrieren den schmalen oberen Zahnbogen gegenüber dem unteren; Mundfoto mit eingegliedertem FR III im Alter von 5,5 Jahren. **unten:** *Die Gesichtsfotos spiegeln die Überwindung der offenen Mundhaltung wider. Der Oberkiefer hat in sechs Monaten ein beträchtliches Breitenwachstum erfahren. Der Kreuzbiss ist aufgehoben.*

gen im einseitigen Ablösen der Apparatur. Wir empfehlen deshalb lichthärtende Kunststoffe zum Einsetzen. Auf eine Ätzung ist zu verzichten.

Pat. 2: 3-jähriges Mädchen mit beidseitigem Kreuzbiss im Milchgebiss *(Abb. 5-11)*

Während des Lutschens bis zum dritten Lebensjahr lag eine mäßige sagittale Frontzahnstufe bei Distalbiss vor. Nach Abstellen des Lutschhabits kam es zu einer offenen Mundhaltung, begleitet von häufigen Infekten. Der Oberkiefer wurde zunehmend schmal, im Seitenzahngebiet kam es zur Ausbildung eines beidseitigen Kreuzbisses, der obere Zahnbogen verlor seine Halbkreisform und entwickelte einen frontalen Engstand. Gleichzeitig kam es im unteren Zahnbogen zu deutlichen Lückenbildungen als Vorbereitung auf den Schneidezahnwechsel. Die Modelle zeigen die Diskrepanz von Ober- und Unterkiefer in der Transversalen.

Die Indikation zur Frühbehandlung wurde gestellt.

Therapiemittel: Funktionsregler Typ III. Da eine okklusäre Verschlüsselung nicht vorlag, begann die Therapie ohne mechanische Dehnung mit dem Funktionsregler Typ III. Sehr schnell holte der Oberkiefer in seinem Breitenwachstum auf, während sich gleichzeitig die Haltefunktionen normalisierten, sichtbar an dem zwanglosen Mundschluss.

Für den Schneidezahnwechsel war der notwendige Platz im Zahnbogen durch die transversale Erweiterung geschaffen.

Pat. 3: 4-jähriges Mädchen mit beidseitigem Kreuzbiss *(Abb. 5-12)*

Einschleifmaßnahmen zur Beseitigung von störenden Kontakten, die eine Zwangsführung bewerkstelligen, sind legitim (Abb. 5-10). Mit dem Einschleifen der Eckzahnspitzen oder nicht abradierter Höcker der Milchmolaren wird nachgeholt, was der natürlichen Abrasion durch die Anomalie aufgrund der Zwangsführung nicht möglich war. Ob diese Maßnahmen ausreichen, hängt von der funktionellen Problematik ab. Ist das Oberkieferwachstum z. B. durch Haltungsschwächen eingeschränkt, ist eine Selbstausheilung dennoch nicht zu erwarten.

Im Falle der Patientin führte die sagittale und transversale Entwicklungspotenz des Unterkiefers nach dem Versuch der Überstellung des Kreuzbisses mittels Oberkieferplatte zu einer Reduzierung des Overbites, sichtbar an der Infraokklusion der Milchmolaren. Deshalb benutzen wir immer dann fest sitzende Teilapparaturen zur transversalen Dehnung im Wechselgebiss, wenn die Gefahr der Bisshebung besteht. Das Fernröntgenseitenbild des Mädchens lässt die sagittalen Diskrepanzen der Kiefer und das vertikale Rotationsmuster des Unterkiefers erkennen. Durch die gesteuerte Extraktion war es möglich, sehr schnell einen gesicherten Overbite zu erzielen. Er widerstand auch der erneuten Biss hebenden Tendenz beim puberalen Wachstumsschub erfolgreich. Der Lückenschluss erfolgte selbsttätig. Mit 18 Jahren hatten sich auch die 3. Molaren eingestellt.

Am Beispiel dieser langen Beobachtung wird deutlich, dass für Art, Umfang und Erfolg der Therapie die Weichen bereits in der Zeit des Milchgebisses und des Schneidezahnwechsels gestellt werden. Es ist vielerorts in Vergessenheit geraten, dass bei strenger Indikation die gesteuerte Extraktion eine hervorragende Möglichkeit

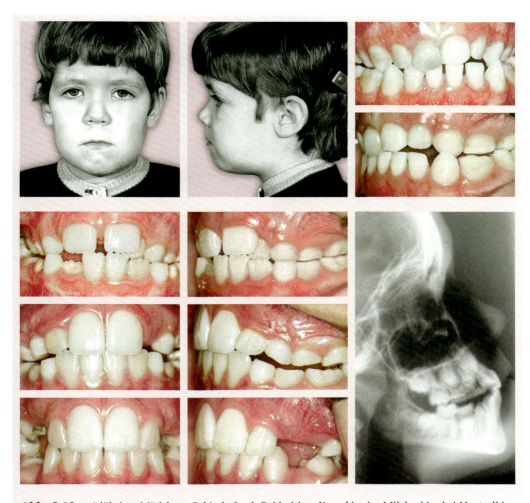

Abb. 5-12a: *4-jähriges Mädchen,* <u>Gebissbefund:</u> *Beidseitiger Kreuzbiss im Milchgebiss bei Neutralbiss*
oben: *Gesichts- und Mundfotos im Alter von vier Jahren; während des Schneidezahnwechsels und nach Einschleifen der Milchzähne haben sich Overbite und Overjet stark reduziert;*
unten: *Der Biss hebende Effekt ist an dem verloren gegangenen Kontakt der Milchzähne der Stützzone sichtbar. Unter der „gesteuerten Extraktion" nach Hotz kommt es zu einer soliden Bisssenkung. Fernröntgenbild während des Schneidezahnwechsels. Es demonstriert sowohl das vertikal-posteriore Wachstum des Unterkiefers sowie seine metrische Größe.*

darstellt, durch frühe Extraktionen sehr erfolgreich komplizierte Wachstumsabläufe zu beeinflussen.

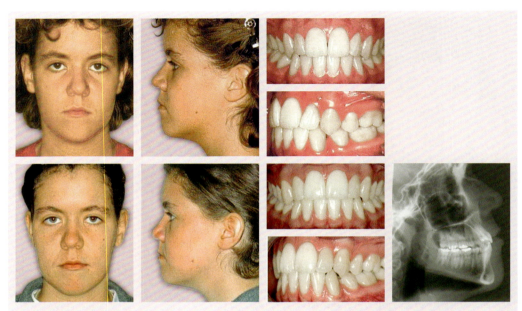

Abb. 5-12b: *Gesichts- und Mundfotos mit 14 (oben) und 18 (unten) Jahren. Nach selbsttätigem Lückenschluss im Wechselgebiss haben sich auch die Weisheitszähne spontan eingestellt.*

⊃ 5.-4. Der offene Biss

In Lehrbüchern wird der offene Biss im Milchgebiss als lokales und ausschließlich dentoalveoläres Problem dargestellt. Im Zusammenhang mit Lutschgewohnheiten und sich aufpfropfenden Dyskinesien ist seine Korrektur an die Abstellung der Parafunktionen und Dyskinesien gebunden. Der gnathisch offene Biss dagegen gilt als eine Anomalie, die sich erst in der 2. Wechselgebiss-periode oder noch später zu entwickeln beginnt. Neben dem späten Erkennen ist seine Therapie schwierig und rezidivgefährdet. Bei Kindergarten- und Schuluntersuchungen haben wir viele frontal nur gering offene Bisse beobachtet. Deren dentoalveoläre Abweichungen sind minimal, skelettale Strukturmerkmale sind noch nicht vorhanden. Deshalb werden solche „Bagatellabweichungen" fälschlicherweise als möglicher Restbefund während der Selbstausheilung nach ei-

Abb. 5-13: *Gegenüberstellung der Entwicklung des offenen Bisses im Milchgebiss und während des Schneidezahnwechsels; im Milchgebiss ist der offene Biss minimal, die ungünstige Prognose ist durch die offene Mundhaltung verursacht. Während des Schneidezahndurchbruchs verstärkt sich der offene Biss, der anterior schmale obere Zahnbogen droht, sich in eine laterale Okklusionsstörung im Sinne eines Kreuzbisses zu entwickeln.*

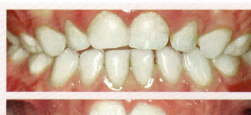

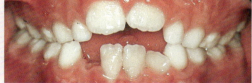

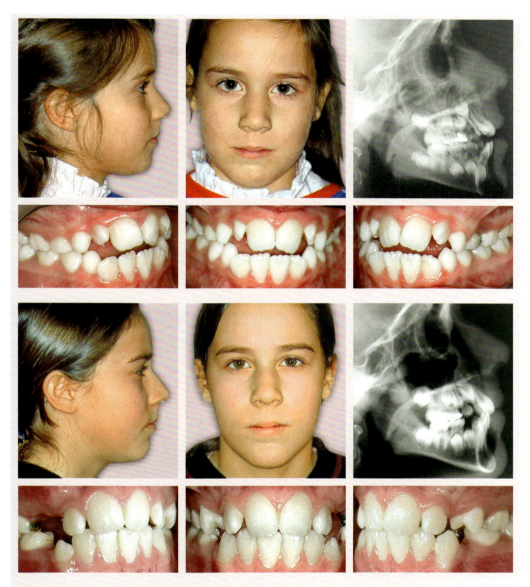

Abb. 5-14a: *7,5-jähriges Mädchen, <u>Gebissbefund:</u> Skelettal offener Biss bei Neutralbiss*
oben: *Gesichtsfotos, Fernröntgenbild und Mundfotos vor Therapiebeginn*
Der große Kieferbasenwinkel von 45° ist Ausdruck des vertikal-posterioren Wachstumsmusters.
Die offene Mundhaltung ist mit der sagittal und transversal schmalen und kurzen apikalen Basis im
Oberkiefer ursächlich verbunden.
unten: *Gesichtsfotos, Fernröntgenseitenbild und Mundfotos ein Jahr nach Therapie mit dem*
Funktionsregler Typ III und eingeleiteter Extraktionstherapie nach Hotz. Der offene Biss ist geschlossen,
der Mundschluss wesentlich entspannt.

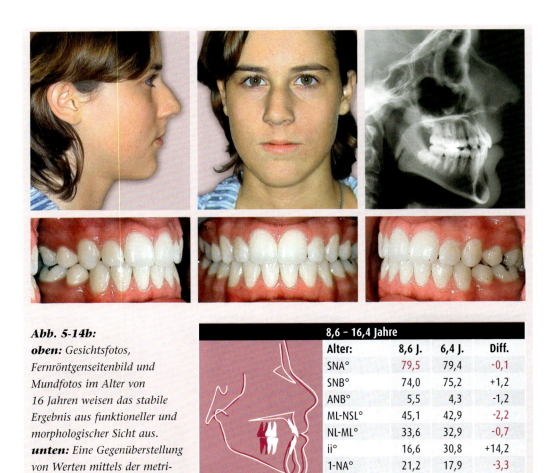

Abb. 5-14b:
oben: *Gesichtsfotos,*
Fernröntgenseitenbild und
Mundfotos im Alter von
16 Jahren weisen das stabile
Ergebnis aus funktioneller und
morphologischer Sicht aus.
unten: *Eine Gegenüberstellung*
von Werten mittels der metri-
schen Kephalometrie weist das

8,6 – 16,4 Jahre			
Alter:	8,6 J.	6,4 J.	Diff.
SNA°	79,5	79,4	-0,1
SNB°	74,0	75,2	+1,2
ANB°	5,5	4,3	-1,2
ML-NSL°	45,1	42,9	-2,2
NL-ML°	33,6	32,9	-0,7
ii°	16,6	30,8	+14,2
1-NA°	21,2	17,9	-3,3
1-NB°	36,7	23,9	-9,8

mangelhafte Sagittalwachstum und das bestehen gebliebene vertikale Wachstumsmuster der Patientin
aus.

nem lutschoffenen Biss gewertet. Einzig der funktionelle Status des Kindes, seine genotypische Anlage bezüglich Kopfform und Weichteilbedeckung können Hinweise auf die Prognose des offenen Bisses geben. Für eine Frühbehandlung während und nach dem Schneidezahnwechsel ist weniger das Ausmaß des offenen Bisses als sein funktioneller Hintergrund für die Prognose entscheidend *(Abb. 5-13)*.

Pat.: 7,5-jähriges Mädchen mit skelettal offenem Biss *(Abb. 5-14)*

Der offene Biss zeigt sich nicht nur als vertikale Anomalie. Die sehr kurze und schmale apikale Basis im Oberkiefer ist Ausdruck seiner Unterentwicklung und auch ohne Fernröntgenbild leicht diagnostizierbar. Zusammen mit dem nur unter Anspannung möglichen Mundschluss, der tiefen Zungenruhelage (im FRS-Bild sichtbar) und dem nächtlichen Schnarchen sind die funktionellen Probleme schwerwiegend. Sie belasten die Prognose erheblich und bestimmen die Indikation zur Frühbehandlung.

Therapiemittel: Funktionsregler Typ III, Steuerung des Zahnwechsels mittels Extraktion nach Hotz. Der funktionelle Therapieansatz erfolgte nach Mundschlussübungen mit dem Funktionsregler Typ III. Gleichzeitig wurde die Steuerung des Zahnwechsels mittels Extraktionen nach Hotz eingeleitet. Das ausgeprägte vertikale Rotationsmuster galt es durch die Biss senkende Wirkung der frühen Extraktionen abzuschwächen. Die Reduzierung der Zahnzahl wurde auch den basalen Platzdefiziten im Oberkiefer gerecht.

Die Überlagerung der Fernröntgenaufnahmen im Alter von acht und 16 Jahren demonstrieren das mangelnde Wachstum des Oberkiefers bei skeletal offenem Biss. Mit der funktionellen Rehabilitation im frühen Wechselgebiss beginnend hat sich eine physiologische Zungenruhelage (im Fernröntgenbild sichtbar) und ein spannungsfreier Mundschluss ergeben.

Sie garantieren die Stabilität des Therapieergebnisses. Die mittels metrischer Kephalometrie messbaren Veränderungen sind minimal und ein unzureichendes Mittel der Erfolgsbewertung einer schwierigen Entwicklung. Die günstige Weichenstellung der Therapie erfolgte in der Frühbehandlung.

⮑ 5.-5. Zusammenfassung

Die Behandlung unterschiedlicher Okklusionsanomalien erfolgte stets unter Berücksichtigung des funktionellen Status des Kindes. Ein kausaler Therapieansatz ermöglicht in dieser frühen Phase der Gebissentwicklung eine Umorientierung von Wachstum und Gebissentwicklung. Bei okklusärer Verschlüsselung sind mechanische Techniken hilfreich. Ihre schnelle Überwindung erlaubt dann zügig eine die Funktion harmonisierende Therapie.

Die Patientenvorstellungen sollten diesen kausalen Therapiebezug deutlich machen. Auch wenn es im Einzelfall nicht möglich ist, anlagebedingte Faktoren von den äußeren, sich aufpfropfenden zu unterscheiden, stellt doch ihre Beeinflussung eine Grundvoraussetzung für ein nachfolgend unter physiologischen Bedingungen ablaufendes Wachstum dar. Darüber hinaus haben Störungen regelrechter Funktionsabläufe medizinische Folgewirkungen. Sie sind z. T. lebenslang wirksam.

6. Technische Aspekte von Frühbehandlungsgeräten

Im Rahmen der Frühbehandlung gilt es, bei der Auswahl der technischen Hilfsmittel ursächlich die Wirkung der Fehlfunktion zu erkennen, in deren Folge sich die Anomalie auf der Basis des jeweiligen Genotypus entwickelt hat.

Die klinisch-technischen Erläuterungen konzentrieren sich auf Geräte, die mehrheitlich nicht im enoralen Raum liegen. Das mag als einseitige Betrachtung ausgelegt werden können. Sollen Geräte aber ihrem Anspruch gerecht werden, die Beseitigung von Haltungsschwächen und Dyskinesien zu fördern, darf der intraorale Raum nicht mittel- oder langfristig mit raumgreifenden Geräten ausgefüllt werden. Wenn konfektionierte Geräte keine Berücksichtigung finden, geschieht dies aus dem Grund, dass es bei den vorgestellten Patienten nicht um einfache Therapieanforderungen geht, die sich nur auf die Symptomatik der Zahnstellung und der Okklusion beziehen. Mit den Erklärungen über Konstruktionserfordernisse im Rahmen der Funktionskieferorthopädie nach Fränkel soll beides gelingen: Auf der Grundlage der funktionellen Harmonisierung erfolgt die Korrektur der Anomalie.

6. Technische Aspekte von Frühbehandlungsgeräten

Rosemarie Grabowski

⤳ 6.-1. Philosophie und Technik der Funktionskieferorthopädie nach Fränkel aus klinischer Sicht

Wie die Patientenbeispiele demonstriert haben, sind die funktionskieferorthopädischen Geräte nach Fränkel wie derzeit keine anderen Geräte in der Lage, „in des Wortes wahrstem Sinne" die Funktion zu regeln.

In der Zeit vor und während des Zahnwechsels ist es wie zu keiner späteren Periode möglich, über die den Zahnreihen und Kiefern allseitig anliegenden Weichteile auf das Wachstum einzuwirken.

Fränkel selbst hat seine Geräte als „Zwangsgymnastikgeräte" bezeichnet. Über das Training der Muskulatur erfolgt die Veränderung der Zahnstellung und der Okklusion, also grundsätzlich anders als bei orthodontischen Zahnbewegungen, die nach einem genau definierten Kraftansatz quasi mathematisch berechnet erfolgen. Insofern benutzt Fränkel für seine Therapie nicht zu unrecht das Wort „biologisch".

Alle seine Geräte haben ihre apparative Basis im Mundvorhof und verwirklichen das Prinzip des Freihaltens des intraoralen Raumes. Er gehört allein der Zunge!

Das Abhalten der Weichteile von Wangen und Lippen folgt dem Prinzip der Abschirmung (Abb. 6-1). Deshalb wirkt das Gerät vor allem auf die Veränderung des Ruheweichteilandruckes. Das Gerät programmiert quasi die fehlerhaften Lagebeziehungen bei offener Mundhaltung um.

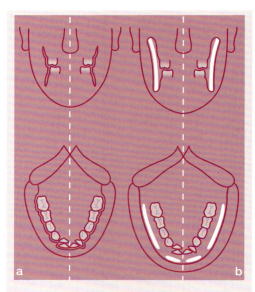

Abb. 6-1: *Schematische Darstellung der perioralen Weichteilkapsel und ihre Dehnung mittels Abschirmung durch Wangenschilder und Pelotten*

Das Gerät, lose im Mund liegend, lässt das Kind instinktiv um dessen Stabilisierung bemüht sein. Dazu wird die periorale Weichteilkapsel angespannt. Der Ringmuskel der Lippen, der Kinnmuskel und die Wangenmuskeln agieren gemeinsam, um die nötige Spannung für den Mundschluss aufzubauen (Kap. 1).

Die Pelotten beim FR II richten die abgeknickte ausgerollte Unterlippe auf und verändern so die Zugrichtung der Muskulatur *(Abb. 6-2, 6-3)*. Die abstehenden und hoch in die Umschlagfalte reichenden Wangenschilder üben ebenso eine Zugwirkung auf den alveolären Knochen im Bereich der apikalen Basis aus *(Abb. 6-4, 6-5)*.

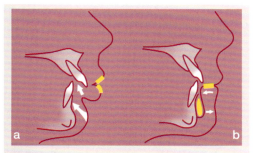

Abb. 6-2: a) *Schematische Darstellung der Veränderung der Lippen-, Kinn- und Wangenmuskulatur bei Klasse II/1* **b)** *ihre Korrektur durch Wangenschilder und Pelotten bei Klasse II/1*

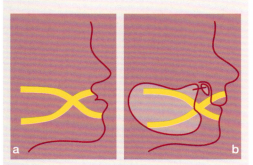

Abb. 6-3: a) *Schematische Darstellung der Veränderung der Lippen- und Wangenmuskulatur bei Klasse III* **b)** *ihre Veränderung durch Wangenschilder und Pelotten*

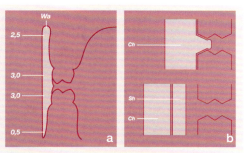

Abb. 6-4: a) *Wirkung der Wangenschilder, das Wachsfutter ist schraffiert dargestellt* **b)** *das Wangenschild verhindert die interdentale Einlagerung der Wangenschleimhaut*

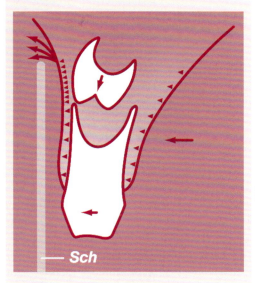

Abb. 6-5: *Schematische Darstellung der Druck- und Zugzonen durch Zunge und Wangenschild Die Zugwirkung erlaubt im Bereich der apikalen Basis auch eine Wirkung auf die Lage der bleibenden Zahnkeime*

Technische Herstellung des Funktionsreglers Typ II

Er ist für die Behandlung der Unterkieferrücklage konstruiert, das ist die ausgeprägte sagittale Schneidekantenstufe bei Distalbiss.

Die Abformung

Bei der Abformung sollten die Alveolarfortsätze möglichst anatomisch abgeformt werden. Deshalb sollten die Löffel weder zu flach noch zu hoch sein. Im ersteren Fall macht die Darstellung des Alveolarfortsatzes in ausreichender Höhe Schwierigkeiten, im letzteren werden die Weichgewebe der Umschlagfalte unnatürlich weit aus dem Mundvorhof nach kranial gezogen (trifft vor allem auf den Oberkiefer zu). Die Beschichtung des Löffels mit Abformmasse darf reichlich erfolgen. Keineswegs ist sie aber zu übertreiben. Zu große Abformlöffel und zu viel Abformmaterial behindern die Abformhöhe, weil sie die Wangen stark abspreizen.

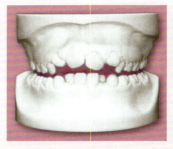
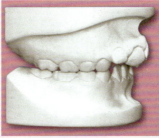
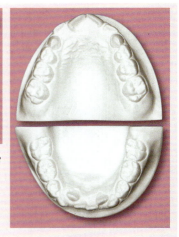

Abb. 6-6: *Arbeitsmodell mit guter Abformung der Alveolarfortsätze und ausreichendem Sockel in Okklusion und in Aufsicht*

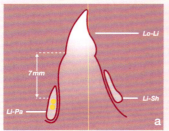
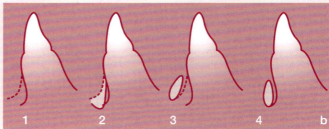

Abb. 6-7: a) *Lage der Pelotten und des Lingualschildes bei FR II*
b) 1 *ohne Radierung schraffiert: Verlauf der Schleimhaut* **2** *die Radierung ist zu tief, sie folgt nicht der Symphyse* **3** *die Pelotte wurde ohne Radierung angefertigt, sie steht zu hoch und zu weit nach labial, sie verursacht Druckstellen in der Lippe und ist unwirksam* **4** *richtige Lage der Pelotte*

Das Ausgießen des Abdrucks

Es empfiehlt sich, dem zahntechnischen Labor mitzuteilen, dass ein FR-Gerät erstellt werden soll. Dann kann das Arbeitsmodell einen genügend großen Sockel erhalten, der für Radierung, Wachsfutter und Kunststoffschilder genügend Platz bietet *(Abb. 6-6).*

Die Konstruktionsbissnahme,
das Vermessen und Radieren des Modells

Die Konstruktionsbissnahme erfolgt nach den gleichen Kriterien wie bei allen funktionskieferorthopädischen Geräten. Es gilt der Grundsatz, je umfangreicher die Haltungsschwächen sind, je geringer sollte die Unterkiefervorlagerung

sein. Das gilt deshalb besonders für den Beginn der Therapie.

Es ist die Aufgabe des Zahnarztes/Kieferorthopäden, das Ausmessen des Mundvorhofs für die Ausdehnung der Wangenschilder und Lippenpelotten vorzunehmen. Wenn dieser wesentliche Schritt im Labor ohne den Patienten erfolgt, sind Funktionslosigkeit oder Druckstellen vorprogrammiert.

Die Lage der Lippenpelotten ist besonders problematisch. Deshalb ist die Kontrolle des Modells, ob es den tatsächlichen topografischen Gegebenheiten entspricht, wichtig. Nicht selten

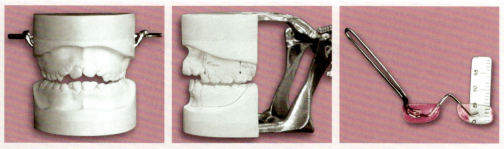

Abb. 6-8: *Arbeitsmodelle sind nach Konstruktionsbissnahme und Einzeichnung der Begrenzung der Wangenschilder und Pelotten in den Fixator gesetzt, Ausmessschablone (rechts) für die vertikale Platzierung der Pelotten*

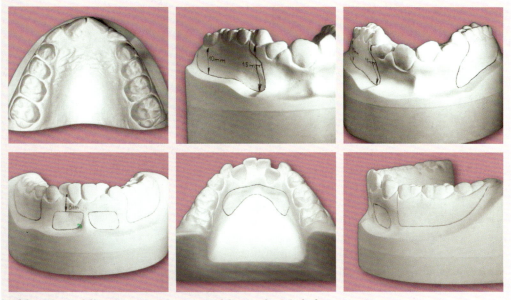

Abb. 6-9: *Modelle mit eingezeichneter Ausdehnung des Wachsfutters*

ist die Unterlippe bei der Abformung abgezogen *(Abb. 6-7 a, b).* Deshalb ist der sichere Weg, das Radieren in dieser Region in Anwesenheit des Patienten durchzuführen. Der Kieferorthopäde hat durch das Fernröntgenbild eine gute Vorstellung von der knöchernen Topographie der Unterkiefersymphyse. Das kann von den Mitarbeitern des zahntechnischen Labors nicht erwartet werden *(Abb. 6-8).* In den lateralen Bereichen der Umschlagfalte kann der Zahntechniker die Vorgaben der Ausmessung unkompliziert durch entsprechendes Radieren am Modell selbst umsetzen *(Abb. 6-9).*

Das Wachsfutter
Im Unterkiefer gilt es, bukkal nur minimal Wachs zu unterlegen, da die Wangenschilder sonst zu weit abstehen. Das resultiert aus dem kräftigen Wangenandruck auf den Oberkiefer und die „muskelfreie" Wangentasche im Unter-

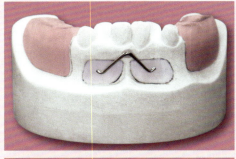

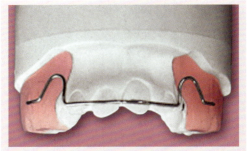

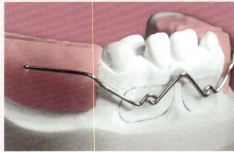

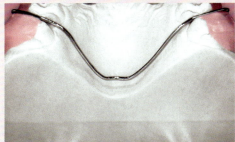

Abb. 6-10: *Wachsfutter im Unterkiefer, Drahtelemente für die Verbindung der Pelotten zum Wangenschild*

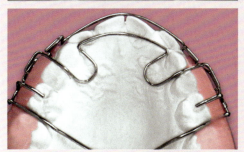

kiefer. Die Dicke des Wachsfutters beträgt ca. 1,5 mm. Im Bereich der Eckzähne sollen die Wangenschilder möglichst weit mesial die apikale Basis abschirmen. Wegen der meist sehr schmalen unterentwickelten Region muss das Wachsfutter dem angepasst sein, um Druckstellen beim Öffnen und Schließen des Mundes zu vermeiden. Im Bereich der Okklusionsebene muss das Wachsfutter rechtwinklig gestaltet sein, um der Erweiterung des Zahnbogens Raum zu geben *(Abb. 6-8, 6-9, 6-10).*

Lage der Drahtelemente
Im Oberkiefer müssen Eckzahnschlaufen und Palatinalbogen durch Radieren in den Approximalräumen so tief intradental liegen, dass die sagittale Abstützung des Gerätes gewährleistet ist. Es empfiehlt sich, das Einschleifen der Zähne erst beim Einsetzen des Gerätes vorzunehmen. Die Kontrolle, ob das Gerät gut eingelagert ist, kann

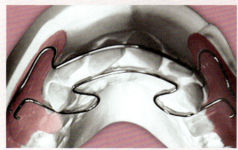

Abb. 6-11: *Drahtelemente im Oberkiefer: Labialbogen, Protrusionsbogen, Palatinalbogen*

dabei am besten erfolgen. Das Einschleifen trifft nur bei Milchzähnen zu. Bei der Frühbehandlung sind bleibende Zähne ohnehin im Seitenzahngebiet noch nicht vorhanden.

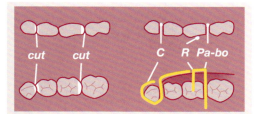

Abb. 6-12: *Schematische Darstellung der Radierungserfordernisse für Eckzahnschlaufen und Palatinalbogen zwecks sagittaler Abstützung*

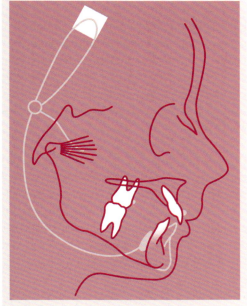

Abb. 6-13: *Das Lingualschild löst durch Kontakt mit der Schleimhaut eine Muskelreaktion zur Bisslageveränderung entsprechend der Konstruktionsbissnahme aus*

Das Radieren und Einschleifen soll so tief approximal erfolgen, dass die Drahtelemente unter der Okklusionsebene bleiben. Keinesfalls darf ein stufenloses Einschleifen der Milchmolaren erfolgen. Es würde zwangsläufig zu Einengungen der Stützzone führen *(Abb. 6-11, 6-12)*.

Die Herstellung aller anderen Drahtelemente erfolgt nach definierten Vorgaben. Immer ist bei ihrer Lage die Aufgabe des Gerätes, nämlich die Möglichkeit wachstumsbedingter Zunahmen zu berücksichtigen *(Abb. 6-14)*.

Die Kunststoffschilder und Pelotten
Die Gestaltung der Wangenschilder ist an die Vorgaben durch das Wachsfutter gebunden. Die Ränder, im Oberkiefer weit über den so genannten Funktionsrand hinausgehend, müssen deshalb tropfenförmig auslaufen, damit sie nicht einschneiden können.

Das Lingualschild muss die topografischen Beziehungen des Mundbodens und des Zungenbändchens berücksichtigen, dennoch sollte es so groß wie möglich sein. Es darf der Schleimhaut anliegen, da es verantwortlich ist für die Realisierung der Bisslagekorrektur entsprechend der Konstruktionsbissnahme *(Abb. 6-13)*. Die Drahtauflagen an den unteren Schneidezähnen müssen tief liegen und sollten mindestens anfänglich abstehen, um eine Labialkippung zu vermeiden. Die Abbildungen 6-15 bis 6-18 zeigen das filigrane leichte Gerät auf dem Modell und separat.

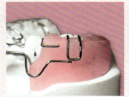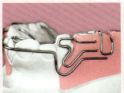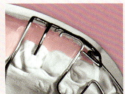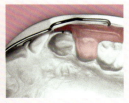

Abb. 6-14: *Darstellung der Drahtelemente im Oberkiefer aus unterschiedlichen Perspektiven*

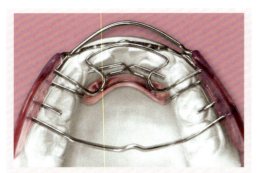

Abb. 6-15: *Fertig gestelltes Gerät FR II auf dem Modell, Blick auf den Unterkiefer*

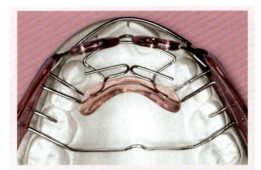

Abb. 6-16: *Fertig gestelltes Gerät FR II auf dem Modell, Blick auf den Oberkiefer*

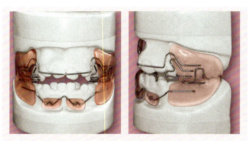

Abb. 6-17: *FR II auf dem Modell von vorn und seitlich*

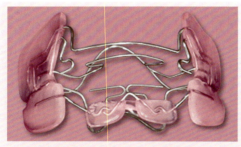

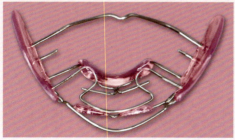

Abb. 6-18: *FR II von vorn und in Aufsicht*

Die technische Herstellung des Funktions-reglers Typ III als Frühbehandlungsgerät

Immer dann, wenn es um die Nachentwicklung des Oberkiefers in sagittaler, transversaler und vertikaler Dimension geht, hat sich der Funktionsregler Typ III als Frühbehandlungsgerät bewährt.

Deshalb benutzen wir es auch in der Milchgebissperiode. Ohne okklusäre Verschlüsselung ist auch die Korrektur eines Kreuzbisses möglich *(Abb. 6-19 und Abb. 5-11)*. Grundsätzlich gelten bezüglich des Wachsfutters für den Oberkiefer dennoch die gleichen Grundsätze, wie sie beim FRS II beschrieben wurden. Da die Pelotten im

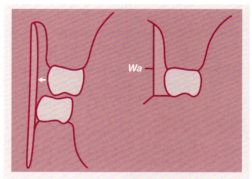

Abb. 6-19: *Gestaltung der Wangenschilder zur isolierten transversalen Nachentwicklung im Oberkiefer*

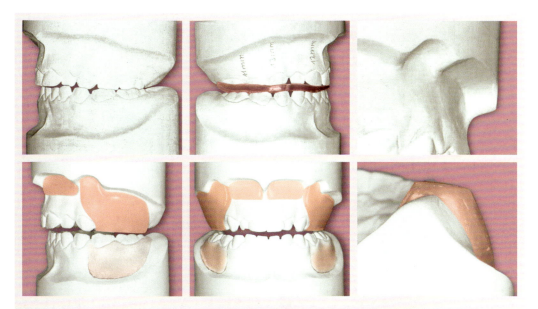

Abb. 6-20: *(oben) fertige Radierungen am Modell vor Herstellung eines Frühbehandlungsgerätes im Milchgebiss (unten) Gestaltung des Wachsfutters*

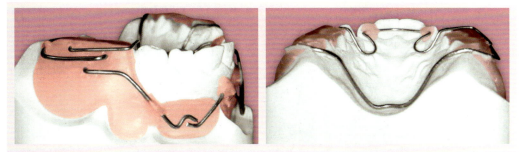

Abb. 6-21: *Drahtelemente im Oberkiefer für Lippenpelotten und Palatinalbogen*

oberen Frontzahngebiet liegen, achten wir sehr darauf, dass der seitliche Abstand zu den Wangenschildern im Eckzahnbereich gering ist. Damit kann ein Einlagern der Oberlippe verhindert werden und ein ausreichender Zug der Oberlippe auf den frontalen alveolären Bereich erfolgen (Abb. 20). Entsprechend der Größe der apikalen Basis im Frontzahngebiet muss das Wachsfutter so dimensioniert werden, dass bei Öffnungsbewegung die Pelotten keinen Kontakt mit der Gingiva haben. Wegen der zu erwartenden trans-

versalen Erweiterung ist im Seitenzahngebiet ebenso wie beim FR II auf die rechtwinklige Gestaltung des Wachsfutters in Höhe der Okklusionsflächen zu achten *(Abb. 6-20).*

Im Unterkiefer werden nur leicht unter sich gehende Bereiche mit Wachs abgedeckt, die Wangenschilder liegen in der Regel dem Unterkiefer an. Beim Frühbehandlungsgerät kann darauf verzichtet werden, wenn auch der Unterkiefer eine transversale Erweiterung erfahren soll. Dieser

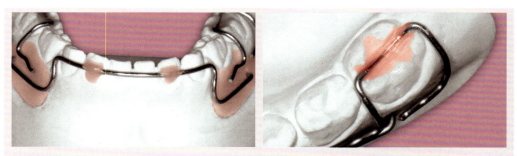

Abb. 6-22: *Labialbogen und Auflagen auf dem letzten Molaren im Unterkiefer*

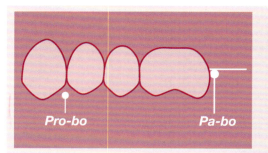

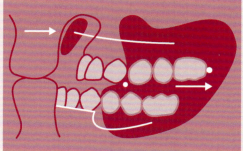

Abb. 6-23: *Interdentale Lage des Protrusionsbogens und distal des letzten Molaren gelegener Palatinalbogen*

Abb. 6-24: *Wirkung der Lippenpelotten und des Palatinalbogens nach anterior*

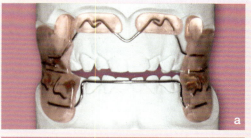

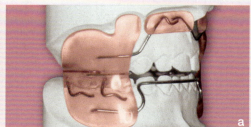

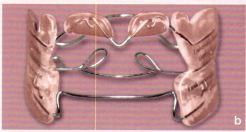

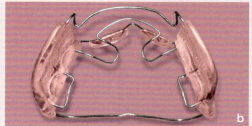

Abb. 6-25: a) *Fertig gestelltes Frühbehandlungsgerät auf dem Modell* **b)** *Fertig gestelltes Frühbehandlungsgerät von vorn und in Aufsicht*

Grundsatz gilt auch für die Gestaltung des Labialbogens im Unterkiefer. Nur bei beabsichtigter Hemmung des anterioren Wachstums werden die Zähne am Modell in Zahnhalsregion radiert. Die Konstruktionsbissnahme erfolgt immer, ohne Druck auf die untere Zahnreihe nach posterior auszuüben. Die vertikale Bisssperre sollte so gering wie möglich gehalten werden. In der Regel genügen deshalb Drahtauflagen auf den letzten (Milch)Molaren *(Abb. 6-22)*. Im Oberkiefer verläuft der Palatinalbogen hinter dem letzten Molaren (Abb. 6-21, 6-23). So wird garantiert, dass jede Unterkieferbewegung nach anterior auf den Oberkiefer übertragen wird *(Abb. 6-24)*. Das Gerät enthält intraoral nur den Palatinalbogen und den Protrusionsbogen im Oberkiefer. Letzterer wird niemals aktiviert. Er erhält seine Aktivierung unter der Funktion beim Tragen *(Abb. 6-25)*.

Tragemodalitäten

Nachdem der ordnungsgemäße Sitz des Gerätes nach dem Einschleifen (FR II) bestätigt ist, erhalten Eltern und Kind Hinweise für die Eingewöhnung. Diese Zeit ist umso geduldiger und langsamer durchzuführen, je größer die Haltungsschwächen des Kindes sind. Da das Gerät die gesamte periorale und Mundbodenmuskulatur beansprucht, sind kurze Trainingseinheiten z. B. von 1 Stunde am Tage mehrmals wiederholend ausreichend.

In den ersten sechs Wochen sollten 4 Stunden täglich nicht überschritten werden. Die Tragezeit wird allmählich verlängert, so dass das Kind in drei bis sechs Monaten das Gerät ganztags tragen kann. Erst wenn eine ausreichende Anpassung durch funktionelle Rehabilitation erreicht ist, kann das Gerät im Kindergarten oder in der Schule getragen werden. Eine Rücksprache mit den Lehrern und Erziehern empfiehlt sich.

Die muskuläre Adaptation erfolgt individuell extrem unterschiedlich. Ein nächtliches Tragen des Gerätes ist bestenfalls zur Retention geeignet. In der aktiven Phase der muskulären Umstellung empfehlen wir es nicht.

⊃ 6.-2. Intraorale funktionskieferorthopädische Geräte im Milchgebiss

Nur selten sehen wir die Indikation für die meist raumgreifenden intraoralen Geräte. Dennoch gibt es Möglichkeiten ihrer Anwendung. Das trifft auf Kinder mit kompetentem Lippenschluss zu. Bei ausgedehntem Milchzahnverlust kann das Gerät verlorengegangene Abstützung überbrücken und dem totalen Zusammenbruch der vertikalen Okklusionsbeziehungen entgegenwirken. Wir haben auch nach Collumfraktur und bei exzessiv knirschenden Kindern einen Aktivator eingegliedert. Schienen oder aktive Platten lassen sich im Milchgebiss nur schwer oder gar nicht zum Halten bringen.

Im Falle der Patientin Abb. 4-8 haben wir einen Federbügelaktivator angefertigt. Er ist in der Okklusionsebene getrennt. Beide Teile werden distal durch einen starken Draht, den Federbügel, zusammengehalten. Damit ist die Möglichkeit gegeben, in beiden Kiefern verschiedene Aufgaben zu erfüllen *(Abb. 6-26)*.

⊃ 6.-3. Anforderungen an aktiv-mechanische Geräte

Entsprechend den spezifischen Erfordernissen im Rahmen der funktionellen Rehabilitation haben sich herausnehmbare aktive Platten als wenig geeignet erwiesen. Im Milchgebiss ist ihr Halt zumal bei Aktivierung nicht ausreichend. Funktionell gestörte Kinder haben auch im Wechselgebiss Probleme der Adaptation. Im Rahmen von Retentionsaufgaben bei nächtlichem Tragen sind sie akzeptabel.

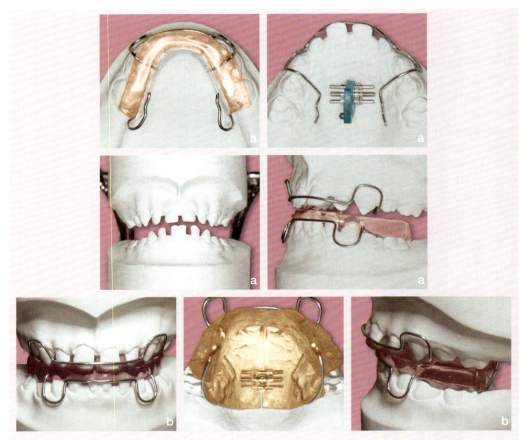

Abb. 6-26: a) *Herstellung des Federbügelaktivators: Es werden zuerst zwei getrennte Teile für den Ober- und Unterkiefer hergestellt.* ***b)*** *fertiges Gerät in unterschiedlicher Sicht auf dem Modell*

Das hat zur Folge, dass mechanische Bewegungen von Zähnen oder meist Zahngruppen mit fest sitzenden Apparaturen vorgenommen werden. Das sind gegossene und Kunststoffapparaturen. Da Kunststoffgeräte im Rahmen der GNE immer einen Aufbiss erfordern, sind sie immer dann, wenn dieser aus Gründen des Wachstums und der Okklusion akzeptabel ist, schon aus wirtschaftlichen Gründen geeignet.

Gegossene Geräte z. B. zur Gaumennahterweiterung können auch über eine mehrmonatig nötige (Retentions)zeit getragen werden, wie sie auch bei Anwendung der Delaire-Maske notwendig ist. Die hygienischen Bedingungen sind auch für die Anwendung bei kleinen Kindern günstig. Im Rahmen der Frühbehandlung sind aktiv mechanische Geräte immer „Mittel zum Zweck". Dieser Zweck sollte schnellstmöglich erreicht werden. Auch das ist ein Grund, für solche Aufgaben im Milch- und frühen Wechselgebiss fest sitzende Apparaturen zu verwenden.

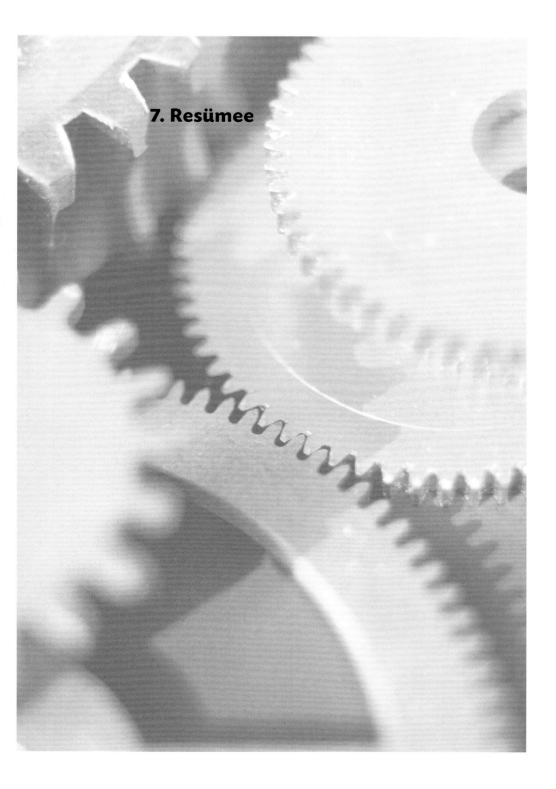

7. Resümee

7. Resümee

Kein Kind wird mit einer ausgewachsenen Gebissanomalie geboren (syndromische Leiden und massive Wachstumsstörungen unterschiedlicher Ätiologie und Genese sollen unberücksichtigt bleiben). Vielmehr bestimmen Anlagen und funktionelle Verhaltensweisen, in welche Richtung die Gebissentwicklung driftet. Nach unseren eigenen Studien muss davon ausgegangen werden, dass funktionelles (Fehl-)Verhalten nicht unabhängig ist vom Genotypus. Das bedeutet, dass bestimmte Kinder z. B. häufiger von Haltungsschwächen betroffen sind als andere. Der funktionelle Status eines Kindes ist immer die Summe meist mehrerer Dysfunktionen, die sich auf unterschiedliche Weise bedingen. Verhaltensweisen, die dem Entwicklungsstand des Kindes nicht angemessen sind wie z. B. anhaltende Lutschgewohnheiten im Sinne von Habits wirken sich eben nicht nur auf die Stellung der Schneidezähne aus, sondern verändern massiv die Entwicklung adäquater Funktionsmuster.

Nur so ist es zu erklären, dass Kinder, die noch lutschen oder unmittelbar nach Aufgeben dieses Habits eine offene Mundhaltung entwickeln, auch andere dynamische Fehlfunktionen aufweisen. Die Mehrheit der von uns untersuchten Kinder vor einer Adenotomie übte ein Lutschhabit aus. Die Kinder waren trotz der Adenoide in der Lage, während des Lutschens problemlos durch die Nase zu atmen. Störungen der Wahrnehmung, die Logopäden mittels oraler Stereognose ermitteln, sind immer Ausdruck extremer Retardierung im funktionellen Bereich. Auf die Darstellung von Inhalten myofunktioneller Diagnostik und Therapie wurde verzichtet. Der kieferorthopädisch tätige Kollege soll in die Lage versetzt werden, Fehlfunktionen und Fehlentwicklungen zu erkennen. Im Regelfall wird er bezüglich der myofunktionellen Therapie mit dem Logopäden zusammenarbeiten. Die zeitliche Beanspruchung in der Zahnarztpraxis einerseits und die meist nicht ausreichende spezielle Qualifikation selbst des Kieferorthopäden andererseits erzwingen diese Zusammenarbeit.

Die Überweisung des Kindes zum Logopäden ist längst gängige Praxis. In der Regel fehlt es aber an einer ausreichenden Kommunikation zwischen dem Zahnarzt und dem Logopäden. Das führt dazu, dass kieferorthopädische Behandlungsgeräte verordnet werden, die dem myofunktionellen Training konträr gegenüberstehen. Für den Logopäden ist die Kenntnis der Probleme der Gebissentwicklung genauso wichtig wie für die kieferorthopädische Prävention und Frühbehandlung das Wissen um das myofunktionelle Trainingsprogramm. Modern ausgebildete Logopäden kümmern sich längst nicht mehr ausschließlich um „Sprecherziehung". Ihnen sind die vielschichtigen Zusammenhänge komplexer Funktionsstörungen bekannt, auf die sie kausal mit kindgerechten Methoden Einfluss nehmen.

Ein enger Austausch zwischen dem kieferorthopädisch tätigen Kollegen und dem Logopäden über die individuelle Patientensituation ist dringend erforderlich. Wenn für die kieferorthopädische Prävention und Frühbehandlung kausale (Therapie-)Maßnahmen empfohlen werden, ist es im Regelfall nicht möglich, gleichzeitig den Mund des Kindes mit einer voluminösen, intraoral gelegenen Apparatur auszufüllen. Deshalb werden Geräte bevorzugt, die im Mundvorhof gelagert sind. Ebenso erfordern biomechanische Behandlungsaufgaben solche Geräte, die funktionell gestörte Kinder möglichst wenig oder nur kurzzeitig belasten. Bei Kindern mit derartigen

Störungen ist fest sitzenden Teilapparaturen gegenüber aktiven Plattenapparaturen der Vorrang einzuräumen.

Vielerorts gilt Frühbehandlung als eine eher einfache kieferorthopädische Aufgabe. Die Anomaliesymptome sind in der Regel noch nicht umfangreich und ausgewachsen. Vor Einführung der kieferorthopädischen Indikationsgruppen (KIG) übernahmen häufig nicht speziell kieferorthopädisch weitergebildete Kollegen solche Behandlungen. Hier muss sich ein grundsätzlicher Wandel in der Einstellung durchsetzen. Die Aufgaben im Rahmen der kieferorthopädischen Präventions- und Frühbehandlung erfordern interdisziplinäres Denken und Handeln.

Die Fähigkeit zum vorausschauenden Erkennen sich anbahnender (Fehl-)Entwicklungen zeichnet einen guten Kieferorthopäden aus. Sich verändernd und regulierend in den noch langjährig andauernden Wachstumsprozess eines Kindes einzuschalten, heißt, dieser Entwicklung zu einem optimalen Verlauf zu verhelfen. Frühbehandlung stellt deshalb hohe Anforderungen an

das kieferorthopädische Können, bei dem die medizinischen Hintergründe die Zusammenarbeit mit vielen medizinischen und nichtmedizinischen Fachvertretern erfordern. Das adenoide Kind und die Schlafstörung im Kindesalter müssen auch Mediziner auf die erforderliche Zusammenarbeit mit dem Kieferorthopäden aufmerksam machen. Umgekehrt erkennt der Logopäde, der z. B. in einer Schule für sprachgestörte Kinder tätig ist, dass solche Kinder funktionell komplexe Fehlleistungen aufweisen. Diesen Kindern gerecht zu werden, ist ihm nur möglich, wenn er mit Ärzten und Zahnärzten zusammenarbeiten kann (Voß 2008).

Auf kieferorthopädisch präventive Maßnahmen oder zeitgerechtes therapeutisches Eingreifen bei anderen Problemen wie z. B. anlagebedingten Zahnentwicklungs- und Durchbruchsstörungen wurde verzichtet, um auf derzeit besonders umfangreiche Defizite in der kieferorthopädischen Prävention und Frühbehandlung hinzuweisen und diese mit ihren Anforderungen interdisziplinären Denkens zu verbinden.

Literaturverzeichnis

B

Bahnemann F: Der Bionator in der Kieferorthopädie.
Heidelberg: Karl F. Haug-Verlag 1993: 7-30.

Balters W: Kraftwirkung oder formgestaltende Reizsendung? Zahnärztl Welt 1952; 7; 437.

Becker KP, Becker R: Rehabilitative Spracherziehung. Berlin: Ullstein Mosby 1993.

Bernhardt J, Stahl F, Grabowski R: Die Lage der Zunge im Fernröntgenbild (Poster). 81.
Wissenschaftliche Jahrestagung 12.-16.11.88 Köln.

Blunden S, Lushington K, Kennedy D: Behavior and Neurocognitive Performance in Children
Aged 5-10 Years who Snoring. J clin experim Neuropsychology 2000: 554-568.

Blunden S, Lushington K, Lorenzen B, Kennedy D: Neuropsychological and Psychosocial
Function in Children with a History of Snoring or Behavior Sleep Problems. J of Pediatrics
2005; 146: 780-786.

Bosma JF: Third Symposion on Oral Sensation and Perception. Charles C. Thomas Publishers,
Springfield, III. 1973.

Bradley WH: Central Localization of Gustatory Perception: An Experimental Study. J Comp
Neurol 121; 1963: 417.

Brooks LJ, Topol HI: Enuresis in Children with Sleep Apnea. J of Pediatrics 2003; 142: 515-518.

C

Chevitarese AB, Della-aVale D, Moreira TC: Prevalence of Malocclusion in 4-6 Year Old
Brazilian Children. J Clin Ped Dent 2002; 27: 81-5.

Clahsen H: Die Profilanalyse. Ein linguistisches Verfahren für die Sprachdiagnose im
Vorschulalter. Berlin: Wissenschaftsverlag Volker Spieß 1986.

Clausnitzer V, Clausnitzer R: Logopädie für Studierende. Grundlagen der Therapie von Sprach-
und Sprechstörungen. Heidelberg: Hüthig 1997.

Clausnitzer V, Clausnitzer R: Altersabhängige Häufigkeitsverteilung von Dysfunktionen bei
Kindern mit Gebissanomalien und Kindern mit normalen Gebissen.
Sprachheilarbeit 1993; 38: 44-7.

C Clausnitzer R, Clausnitzer V: Zusammenhänge zwischen Sigmatismen, fehlerhaftem Schluckmodus und Zahn- und Kieferstellungsanomalien. Die Sprachheilarbeit 36 (1991): 14-17.

Clausnitzer R, Clausnitzer V: Dysgnathien und apikale S-Lautbildung. ZMK 78 (1990): 611-614.

Clausnitzer R, Clausnitzer V: Zusammenhänge zwischen Dysgnathien, Bildungsmodus des S und fehlerhaftem Schlucken. Stomatologie DDR 39 (1989): 569-572.

Clausnitzer R, Clausnitzer V: Sprechfunktion, Zahn- und Kieferstellung sowie Weichteil-funktion. Einige für den Sprachheilpädagogen wichtige theoretische Grundgedanken. Der Sprachheilpädagoge 21 (1989): 1-6.

Clausnitzer R, Clausnitzer V: Häufigkeit der Sigmatismen bei den verschiedenen Dysgnathien. Quintessenz 40 (1989): 1853-1858.

Cozza P, Ballanti F, Prete L: A Modified Monobloc for Treatment of Young Children with Obstructive Sleep. Apnea IOC 2004; 37: 241-246.

D Dahan J: Funktionelle Komponente in der Entwicklung des vorderen Kiemenbereiches. Fortsch Kieferorthop 1975; 36: 552-565.

Dausch-Neumann D: Kieferorthopädie. In: Zahn-Mund-Kieferheilkunde, Bd. 5, hrsg. v. Schwenzer N, Stuttgart/New York: G. Thieme 1987.

E Enlow D, Moyers R: Growth and Architecture of the Face. J Am Dent Assoc 1971; 82: 763-74.

F Fleischer-Peters A, Scholz U: Psychologie und Psychosomatik in der Kieferorthopädie. München/Wien: Carl Hanser Verlag 1985: 100-18.

Frank F, Brauneis E: Beeinflussung der Sprache durch Zahnstellungsanomalien. Der Sprachheilpädagoge 3 (1973): 23-36.

Fränkel R: Functional Orthopedics. Am J Orthod Dentofacial Orthop 2001; 119 (5) 11A.

Fränkel R: A Functional Approach to Orofacial Orthopedics. Brit J Orthodont 1980; 7: 41.

F Fränkel R: Die Bedeutung der Weichteile für die Induktion und Formorientierung des Kieferwachstums unter Zugrundelegung der Behandlungsergebnisse mit Funktionsreglern. Fortschr Kieferorthop 1969; 25: 413-32.

Fränkel R: Luftdruck, Atmung und die orofazialen Weichteile. Dtsch Zahn-Mund-Kieferheilkd Zentralbl 1964; 43: 367-74.

Fränkel R, Fränkel C: Clinical Implication of Roux's Concept in Orofacial Orthopedics. J Orofac Orthop 2001; 1: 1-21.

Fricke L, Lehmkuhl G: Schafstörungen im Kindes- und Jugendalter. Ein Therapiemanual für die Praxis. Göttingen: Hogrefe Verlag 2006.

Fröschels E: Die Beziehung der Stomatologie zur Logopädie. In: Ch. Bruhn (Hrsg.): Handbuch der Zahnheilkunde 6. München: Verlag J.F. Bergmann 1931: 85-121.

G Garliner D: Myofunktionelle Therapie in der Praxis. Germering: Dinauer Verlag 1989.

Gebert H-J: Pharynxgröße, nasaler Strömungswiderstand und Mundschlussfunktion in Beziehung zum vertikalen Gesichtsschädelaufbau. Med Diss Rostock 1990.

Grabowski R, Dieckmann O: Orofaziale Dysfunktionen bei kieferorthopädischen Patienten. Vortrag der Wissenschaftlichen Jahrestagung der Deutschen Gesellschaft für Kieferorthopädie. Bremen 1996.

Grabowski R, Kundt G, Stahl F: Interrelation between Occlusal Findings and Orofacial Myofunctional Status in Primary and Mixed Dentition (Part III). J Orofac Orthop 2007; 6: 462-475.

Grabowski R, Stahl F, Gaebel M, Kundt G: Zusammenhang von Okklusionsbefunden und orofazialem myofunktionellen Status im Milch- und frühen Wechselgebiss. Teil I: Häufigkeit von Gebissanomalien. Fortsch Kieferorthop 2007; 1: 26-37.

Grohnfeldt M: Störungen der Sprachentwicklung. Berlin: Edition Marhold 1990.

H Harzer W: Lehrbuch der Kieferorthopädie. München/Wien: Carl Hanser Verlag 1999: 34-48.

Heckmann U, Brune K, Grabowski R: Über das Breitenwachstum der Kiefer (eine Langzeitstudie von der Geburt bis zum 5. Lebensjahr). Dtsch Stomatol 1969; 19: 759-66.

H   Hinz R, Klinische Symptomatik und Therapie schlafbezogener Atmungsstörungen bei Kindern und Jugendlichen. Somno Journal 2004; 4: 12-15.

Hinz R, Burmann-Urbanek M, Heise M, Paeske I, Scherer-Kosik C, Theimert U: Prävalenz und mögliche Ursachen organisch bedingter schlafbezogener Atmungsstörungen bei Kindern und Jugendlichen aus zahnmedizinischer Sicht. Prophylaxe Impuls 2007; 1: 10-22.

Hinz R, Heise M, Paeske I: Kieferorthopädische und zahnmedizinische Aufgaben bei gestörtem Kinderschlaf. Somno Journal 2006; 1: 9-25.

Hinz R, Senkel H, Touet M: Wann ist eine kieferorthopädische Behandlung im Milchgebiss nötig? Zahnärztl Mitt 1992; 79: 2429-2438.

Hochban W, Rose E: Kephalometrische Diagnostik bei schlafbezogenen Atmugsstörungen. In: Schlafmedizin. Kompendium für Schlafmediziner. Herne: Zahnärztlicher Fach-Verlag 2005: 128-133.

Hohenhorst W: Schlafbezogene Atmungsstörungen im Kindesalter. Somno Journal 2006; 1: 13-15.

Humphrey T: Central Representation of the Oral and Facial Areas of Human Fetuses. In: Bosma JF: Third Symposion on Oral Sensation and Perception. Charles C. Thomas Publ Springfield III; 1973.

K   Klink-Heckmann U, Bredy E: Kieferorthopädie. Leipzig/Heidelberg: J.A. Barth 1990: 10-22; 82.

Kneisel FC: Der Schiefstand der Zähne. Dessen Ursachen und Abhülfe. Berlin/Posen/Bromberg: Ernst Siegfried Mittler 1836.

Kramer J: Der Sigmatismus. Ursachen und Behandlung. Solothurn: Antonius Verlag 1988.

L   Lieb G, Mühlhausen G: Vorkommen von Gebissanomalien und Sprechfehlern. Befunderhebung an 3086 Hamburger Schulkindern. In: J. Wulff (Hrsg.): Gebissanomalien und Sprechfehler. München/Basel: Ernst Reinhardt Verlag 1964: 27-56.

Linborgh J van: The Role of Genetic and Local Environmental Factors in the Control of Postnatal Craniofacial Morphogenesis. Acta Morphol Neerl Scand 10, 1972: 37.

Luchsinger R, Arnold GE: Lehrbuch der Stimm- und Sprachheilkunde. Wien: Springer Verlag 1949.

M Meder SE, Reichenbach E: Orthodontische Maßnahmen zur Behebung von Sprachstörungen. Fortschr. Kieferorthop. 1 (1925): 259-274.

Mehnert Th, Schönekerl H, Weißkopf J: Klinisch-experimentelle Untersuchungen über den Einfluss einiger Dysgnathien auf die S-Laut Artikulation. Stomatologie DDR 33 (1983): 313-318.

Müßig D: Zungenfehlfunktionen bei Säuglingen und Kleinkindern. Pädiatr Prax 1990; 40: 33-42.

Müßig D, Zschiesche S: Aspekte der prä- und postnatalen Entwicklung des orofazialen Systems. Mainz: Verlag Kirchheim, 1988: 332-9.

N Nilsson L: Ein Kind entsteht. Gütersloh: C. Bertelsmann 1967.

O Oksaar E: Spracherwerb im Vorschulalter. Einführung in die Pädolinguistik. Stuttgart: Kohlhammer 1977.

Oller KD: Metaphonology and Infant Vocalizations. In: Lindblom B, Zetterström R: Precursors of Early Speech. New York: Stockton 1986: 44.

P Pare A: Artzney-Spiegel des hocherfahrenen und weit berümbten Herrn Ambrosii Parei. Frankfurt 1635.

Pirelli P, Saponara M, Attanasio G: Obstructive Sleep Apnoea Syndrome (OSAS) and Rhino-Tubari Disfunction in Children: Therapeutive Effects of RME Therapie. Progress in Orthodontics 2005; 6: 48-61.

R Reichenbach E, Brückl H: Kieferorthopädische Klinik und Therapie. Leipzig: J.A. Barth 1992: 2-30.

Reichenbach E, Meinhold G: Einige Bemerkungen zum sogenannten „falschen Schlucken" als Ursache von Dysgnathien. ZMK 43 (1964): 355-366.

Robertson H: Treatment of Long-Standing Nocturnal Enuresis by Mandibular Advancement. Sleep and Breath 2004; 8; 57-60.

Rose E, Schessl J: Orthodontic Procedures in the Treatment of Obstructive Sleep Apnea in Children. J Orofac Orthop 2006; 67: 58-67.

S   Schopf P: Curriculum Kieferorthopädie. Berlin u. a.: Quintessenz Verlags-GmbH 1991.

Schopf P: Der Einfluss habitueller Faktoren auf das jugendliche Gebiss. Fortschr Kieferorthop 1973; 34: 408-32.

Schopf P: Zur Dynamik der orofacialen Muskulatur. Ein Beitrag zur Ätiologie von Dysgnathien und Parodontopathien aufgrund von Druckanalysen der Zungen- und Lippenmuskulatur. Med Habil, Mainz 1970.

Schultz-Coulon HJ: Bestimmung und Beurteilung der individuellen mittleren Sprechstimmlage. Folia Phoniatrica 27 (1975): 375.

Schulze C: Zur Ätiologie der Progenie. Fortschr Kieferorthop 1979; 40: 87-104.

Schwarz AM: Der regelrechte Entwicklungsgang des Gebisses und seine Gefahren. In: Lehrgang der Gebissregelung Bd. 1. Wien/Innsbruck: Verlag Urban & Schwarzenberg 1958: 363-509.

Sergl HG: Psychologie der Lutschgewohnheiten. Fortschr Kieferorthopäd 46: 101-112, 1985.

Seto H: The Sensory Innervation of the Oral Cavity in the Human Fetus and Juvenile Mammals. In: Bosma JF: Third Symposion on Oral Sensation and Perception. Charles C. Thomas Publ., Springfield III, 1973.

Stahl F, Grabowski R, Gaebel M, Kundt G: Relationsship between Occlusal Findings and Orofacial Myofunctional Status in Primary and Mixed Dentition (Part II). J Orofac Orthop 2007, 2: 74-90.

Stores G: Clinical Guide to Sleep Disorders in Children and Adolescence. Cambridge: University Press 2001.

T   Tammoscheit UG: Morphologische und ätiologische Aspekte der Dysgnathien. In: Schmuth, G. (Hrsg.): Praxis der Zahnheilkunde. Bd. 11., 2. Aufl., München u. a.: Urban & Schwarzenberg 1990: 88-9.

V   van der Linden FPGM: Gebissentwicklung. Berlin u. a.: Quintessenz Verlags-GmbH, 1983, 49: 121-132.

Vella S: Abklärung von Schlafstörungen im Kindes- und Jugendalter und Stellenwert der Polysomnografie. Swiss paediatrica 2003; 14: 1-9.

V   Voß E: Zahngesundheit, Gebissentwicklung und myofunktioneller Status bei Kindern eines sprachheilpädagogischen Förderzentums. Med. Diss. Rostock 2008.

W   Weise W: Über die Beziehungen zwischen Muskelfunktion und Kieferwinkelgröße bei progenen Erscheinungsformen. Fortschr. Kieferorthop. 24 (1963) 81-89.

Wendler J, Seidner W: Lehrbuch der Phoniatrie und Pädaudiologie. Stuttgart/New York: Georg Thieme Verlag 1996.

Wiater A, Paditz E, Schlüter B, Scholle S, Niewert HJ, Schäfer T, Erler T, Schachinger H: Obstruktives Schlafapnoesyndrom im Kindesalter. Dtsch Ärzteblatt 2002; 99/49: 3324-3331.

Z   Zschiesche S, Müßig D, Hickel R: Erste Langzeiterfahrungen mit der orofazialen Therapie bei Patienten mit Down-Syndrom. Prakt Kieferorthop 1989; 3: 321-328.

Autoren

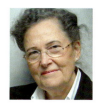

Rosemarie Grabowski, Prof. Dr. med. dent., Studium der Zahnheilkunde an der Universität Rostock, 1964-1967 Weiterbildung zur Fachzahnärztin für Kiefer-orthopädie, 1965 Promotion, 1967 Gründungsmitglied des Arbeitskreises „Lippen-Kiefer-Gaumenspalten" an der Universität Rostock, 1983 Habilitation, 1988 Professur für das Fach Orthopädische Stomatologie, 1990 Direktorin der Poliklinik für Kiefer-orthopädie, Rostock, 1992 C4-Professur Kieferorthopädie.

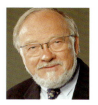

Rolf Hinz, em. Prof. Dr. med. dent., Studium an der Humboldt-Universität zu Berlin, 1954 Promotion, 1960 Niederlassung in eigener Praxis in Herne/Westf., 1967 Gründung des Dr. Hinz-Fachlabors für Kieferorthopädie, 1974 Gründung des Zahnärztlichen Fach-Verlags, 1977 Gründung des Schulungszentrums für Zahn-ärzte, 2002 Gründung der Haranni Clinic und Academie, Lehrbeauftragter an der priv. Universität Witten-Herdecke, 2007 Meier-Ewert-Preis der Deutschen Gesellschaft für zahnärztliche Schlafmedizin, 2008 Goldene Ehrennadel der Deutschen Zahnärzte.

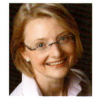

Franka Stahl de Castrillon, PD Dr. med. dent. habil., 2002 Promotion, 2002-2005 Weiterbildung zum Fachzahnarzt für Kieferorthopädie, 2005-2006 Forschungs-aufenthalt an der Universität Michigan, USA, seit 2006 Tätigkeit als Oberärztin in der Poliklinik für Kieferorthopädie, Rostock, 2008 Habilitation und Lehrbefugnis im Fach Kiefer-orthopädie an der Medizinischen Fakultät der Universität Rostock.

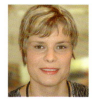

Ann Dieckmann, Dr. phil., 1997 Abschluss als Stimm- und Sprachheilpädagogin an der Universität Rostock, 1999 Zulassung als Logopädin, seit 1999 in eigener Niederlassung tätig, seit 2002 Stimm- und Sprachheilpädagogin in der Klinik und Poliklinik für Mund-, Kiefer- und Plastische Gesichtschirurgie sowie im Sprachheilpädagogischen Förderzentrum in Rostock, Promotion 2009 über das Thema „Die Behandlung orofazialer Dysfunktionen bei Patienten mit Zahn- und Kieferstellungsanomalien".